Lesbische Ärztinnen

Helga Seyler, geb. 1955, arbeitet als Frauenärztin im Familienplanungszentrum Hamburg. Als Gründungsmitglied ist sie seit vielen Jahren bei *Charlotte e. V.,* dem Netzwerk lesbischer Ärztinnen, aktiv. Darüber hinaus arbeitet sie in der Fachgruppe Lesbengesundheit des Arbeitskreis Frauengesundheit in Medizin, Psychotherapie und Gesellschaft (AKF) mit und engagiert sich mit Seminaren und Veröffentlichungen für die Verbesserung der gesundheitlichen Versorgung lesbischer Patientinnen.

Helga Seyler

Lesbische Ärztinnen

Erfahrungen und Strategien im Berufsleben

Unter Mitarbeit von Inga Frauenschuh

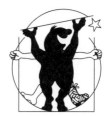

Mabuse-Verlag
Frankfurt am Main

Bibliografische Information der Deutschen Nationalbibliothek

Die Deutsche Nationalbibliothek verzeichnet diese Publikation in der Deutschen Nationalbibliografie; detaillierte bibliografische Angaben sind im Internet unter http://dnb.d-nb.de abrufbar.

Informationen zu unserem gesamten Programm, unseren AutorInnen und zum Verlag finden Sie unter: www.mabuse-verlag.de.

Wenn Sie unseren Newsletter zu aktuellen Neuerscheinungen und anderen Neuigkeiten abonnieren möchten, schicken Sie einfach eine E-Mail mit dem Vermerk „Newsletter" an: online@mabuse-verlag.de.

© 2013 Mabuse-Verlag GmbH
Kasseler Straße 1a
60486 Frankfurt am Main
Tel.: 0 69 - 70 79 96 -13
Fax: 0 69 - 70 41 52
verlag@mabuse-verlag.de
www.mabuse-verlag.de
www.facebook.com/mabuseverlag

Verlagslektorat: Katharina Budych, Springe
Satz: Tischewski & Tischewski, Marburg
Umschlaggestaltung: Caro Druck GmbH, Frankfurt am Main
Umschlagfoto: © istockphoto.com/Leigh Schindler

Druck: Faber, Mandelbachtal
ISBN: 978-3-86321-132-5
Printed in Germany
Alle Rechte vorbehalten

Danksagung

Ohne die Unterstützung durch zahlreiche Frauen wäre dieses Buch nicht entstanden.

Zuerst und ganz besonders möchte ich mich bei allen Ärztinnen bedanken, deren Erfahrungsberichte die Grundlage dieses Buches bilden. Ich bin berührt und beeindruckt von der großen Bereitschaft, sich Zeit für die Interviews zu nehmen, offen und vertrauensvoll von persönlichen Erfahrungen zu erzählen, und dem Mut, diese der Öffentlichkeit zur Verfügung zu stellen.

Inga Frauenschuh danke ich dafür, dass sie als Koautorin das Projekt seit Beginn der Planung zuverlässig unterstützt und begleitet hat und auch in schwierigen Phasen nie den Mut verlor. Auch als ihr Lebensweg eine neue Richtung nahm, führte sie die Arbeit engagiert und überzeugt weiter.

Sehr dankbar bin ich auch den Ärztinnen von *Charlotte e.V.* und aus der Fachgruppe Gynäkologie des AKF e.V., die durch ihre großzügigen Spenden die Finanzierung des Buches ermöglicht haben.

Christiane Leidinger möchte ich sehr herzlich für ihr kompetentes Vorlektorat und ihre fachliche Beratung danken. Sie gab damit entscheidende Anregungen zur Verwirklichung des Buches und half mit ihrem positiven Urteil, Zweifel zu überwinden und weiterzumachen.

Der Lektorin Katharina Budych danke ich für ihre konstruktive und sensible Überarbeitung des Manuskripts und die wertschätzende und anregende Zusammenarbeit.

Und nicht zuletzt bin ich dankbar für die Diskussionen mit Freundinnen, deren kritische Kommentare mir wichtige Anregungen gegeben haben. Besonders meine Partnerin Kim stärkte mir den Rücken für drei arbeitsreiche Jahre, sie mahnte oft zu Geduld und ermutigte mich, auch schwierige Phasen durchzustehen.

Inhalt

Wie dieses Buch entstand 9
Das Netzwerk lesbischer Ärztinnen: *Charlotte e.V.*
• Konzept des Buches

Erfahrungen von Lesben
und lesbischen Ärztinnen im Berufsleben 18
Homophobie in der Gesellschaft • Gesetzlicher Schutz
vor Diskriminierung • Erste Einblicke aus Umfragen
und Studien • Wie offen kann frau sein?
Lesben am Arbeitsplatz • Toleranz und Ablehnung:
lesbische Ärztinnen im Medizinbetrieb • Literatur

Biografische Berichte
Ursula, 46, Leitende Ärztin in der Gynäkologie –
    „Wer, wenn nicht wir Lesben?" 41
Sina, 33, Assistenzärztin Unfallchirurgie –
    „Ich bin zwar anders als andere, aber das ist okay." 50
Anne, 62, niedergelassene Gynäkologin –
    „Wenn du um deinen Job fürchten musst,
    dann überlegst du dir genau, wie offen du bist." 61
Cordula, 45, niedergelassene Chirurgin –
    „Mit diesen kleinen Händen, das hat doch keinen Sinn …" 70
Christa, 67, niedergelassene Gynäkologin im Ruhestand –
    „Ich konnte es gar nicht erwarten, endlich mit der Arbeit
    im Krankenhaus anzufangen." 79
Sabine, 46, Internistin in der Pharmaindustrie –
    „Es bleibt natürlich ein Thema im Beruf: Wie gehe ich
    mit meinem Lesbischsein um?" 89
Gabriele, 42, Gynäkologin in einer Gemeinschaftspraxis –
    „Ich bin als Feministin und Lesbe nie so
    diskriminiert worden wie als Mutter." 102

Barbara, 56, niedergelassene Ärztin
für Hals-, Nasen- und Ohrenheilkunde –
„Ein Gefühl, das ich immer gejagt habe …" 115
Carola, 45, Fachärztin für Kinder- und Jugendpsychiatrie –
„Ich musste mich doppelt neu erfinden." 127
Julia, 32, Assistenzärztin Innere Medizin –
„Ich möchte bei der Arbeit, wie andere auch,
einfach von der Partnerin und den Freizeitaktivitäten
erzählen können." 141

Out? Aber sicher?! 153
Erfahrungshorizonte und Strategien lesbischer Ärztinnen
im Berufsleben • Sicher im Job – out im Beruf?
• Sich outen? Ja! Aber wie? • Erfahrungen mit Offenheit
als lesbische Ärztin • Formen des Umgangs mit Diskriminierung
• Lesbische Ärztinnen und ihre Patientinnen • Lesbische
Patientinnen • Öffentliches Engagement für Lesbengesundheit

Lesbisch leben und Ärztin sein:
Einfluss der Lebensweise auf die Berufswege 180
Engagement im Beruf – Partnerinnenschaft und Familie
• Rollenbilder als Frau, Lesbe und Ärztin • Wahl des Fachgebiets

„Natürlich hört das nie auf" 188
Zusammenfassung und Resümee • Was ist zu tun? Vorschläge
zur Förderung der Akzeptanz unterschiedlicher Lebensweisen
im Gesundheitsbereich

Weiterführende Literatur 197

Wie dieses Buch entstand

Welche Erfahrungen lesbische Ärztinnen im Medizinbetrieb machen, ist bisher nur dürftig erforscht. Die wenigen veröffentlichten Untersuchungen stammen zudem ausschließlich aus dem englischen Sprachraum. In Deutschland werden Lesben[1] – ob als Patientinnen oder als Ärztinnen und andere Professionelle – im Gesundheitsbereich kaum wahrgenommen.

Eine Möglichkeit, sich regelmäßig mit anderen lesbischen Ärztinnen zu treffen und auszutauschen, bieten die Seminare von *Charlotte e.V.*, dem Netzwerk lesbischer Ärztinnen. Als Mitfrauen und regelmäßige Teilnehmerinnen dieser Seminare erfuhren wir viel über die unterschiedlichen Lebenswege unserer Kolleginnen und ihre Erfahrungen im Beruf. Daraus entstand die Idee, dieses Wissen in einem Buch zu dokumentieren und es lesbischen Frauen, anderen lesbischen Ärztinnen, den MitarbeiterInnen im Medizinbetrieb sowie allen am Thema „Diversity im Arbeitsumfeld" Interessierten zugänglich zu machen.

Das Netzwerk lesbischer Ärztinnen: *Charlotte e.V.*

Charlotte e.V., das Netzwerk lesbischer Ärztinnen, entstand 1999. Es ging aus dem Verein *Netzwerk feministische Medizin* hervor, das im Zuge der Frauengesundheitsbewegung gegründet worden war. In dessen Kontext trafen sich bereits seit 1985 regelmäßig Ärztinnen und Frauen aus anderen Heilberufen, um sich kritisch mit Themen der Frauengesundheit und ihren Erfahrungen im Berufsleben auseinanderzusetzen.

Von Anfang an waren viele der Mitfrauen des Netzwerks *feministische Medizin* lesbisch, im Laufe der Jahre nahm ihr Anteil weiter zu. Außerdem kamen mit der Zeit fast nur noch Ärztinnen zu den Treffen. Im Netzwerk fanden sie ein Forum, in dem sie sich mit Berufskolleginnen über ihre Erfahrungen als Ärztinnen einerseits sowie als Frauen, Lesben

---

1 In diesem Buch werden durchgehend die Begriffe „Lesbe" und „lesbisch" verwendet, auch wenn diese Bezeichnung für viele Frauen mit gleichgeschlechtlicher sexueller Orientierung ambivalent besetzt ist. Einige identifizieren sich nicht damit, sondern verstehen sich als bisexuell oder queer, andere lehnen ein „Label" für ihre sexuelle Orientierung grundsätzlich ab.

und Feministinnen andererseits austauschen konnten. Da sich die meisten lesbischen Ärztinnen in ihrer Arbeitsumgebung sehr isoliert fühlten, kam dem Netzwerk als Begegnungs- und Kommunikationsplattform große Bedeutung zu.

Offenheit nach innen, Verstecken nach außen

Im Laufe der Zeit wurde die Diskrepanz zwischen der Offenheit, die die lesbischen Frauen innerhalb des Netzwerks leben konnten, und der Angst, in der Öffentlichkeit als Forum für Lesben wahrgenommen zu werden, immer deutlicher. Dies war nicht nur für heterosexuelle Mitfrauen problematisch, auch einige lesbische Ärztinnen fürchteten, geoutet zu werden, wenn das Netzwerk mit „lesbischen Themen" oder gar mit einem entsprechenden Namen öffentlich sichtbar werden würde.

Ein weiterer Konflikt war der Umgang der heterosexuell lebenden Kolleginnen mit der deutlichen Präsenz von offen lebenden Lesben innerhalb des *Netzwerks feministische Medizin*. Es wurde deutlich, wie schnell sich die heterosexuellen Frauen in einer starken Gemeinschaft von mehreren Lesben unsicher und isoliert fühlten, selbst wenn sie nicht in der Minderheit waren.

So wurde lange und kontrovers diskutiert, ob man ein Seminar (das erste!) zu einem explizit lesbischen Thema organisieren sollte. Was würde das für die heterosexuellen Mitfrauen bedeuten? Dürften sie daran überhaupt teilnehmen? Die Lesben sahen darin kein Problem, allerdings waren sich die heterosexuellen Frauen letztlich nicht sicher, ob sie auch teilnehmen wollten. Als dann tatsächlich ein lesbisches Thema für das Seminar gewählt wurde, war es gleich in mehrfacher Hinsicht tabuisiert: lesbische Sexualität! Die Veranstaltung war deshalb für die zahlreichen lesbischen und auch für die mitwirkenden heterosexuellen Teilnehmerinnen sehr aufregend. Der Mut, sich mit so intimen Fragen befasst zu haben, beflügelte die lesbischen Mitfrauen, die Diskussion um die Sichtbarkeit von Lesben im *Netzwerk feministische Medizin* weiterzuführen. Inzwischen setzte sich dieses auch mehrheitlich aus Lesben zusammen; so waren alle aktiven Mitfrauen, die gemeinsam auf ehrenamtlicher Basis das Netzwerk gestalteten, lesbisch.

Coming-out des Netzwerks

Die Entwicklung hin zu *Charlotte e.V.* vollzog sich allmählich. Der erste Schritt bestand darin, die Empfängerinnen der Rundbriefe nun mit „Liebe Netzwerk-Frauen und Lesben" anzusprechen. Es dauerte aber noch einige Jahre, bis sich bei einer Zukunftswerkstatt die lesbische Ausrichtung des Vereins durchsetzte. 1999 war die Zeit reif für das Coming-out des neuen Netzwerks.

Bei der Suche nach einem neuen Namen forschten die Mitfrauen des Netzwerks nach Vorbildern lesbischer Ärztinnen in Gesellschaft und Geschichte. Das gestaltete sich durchaus schwierig, da es kaum eine prominente Ärztin gab, von der die lesbische Lebensweise wirklich bekannt war. Eine der wenigen war Charlotte Wolff (1897-1986), für die sich die Mitfrauen dann auch als Namensgeberin entschieden.

Charlotte Wolff war eine jüdische Ärztin, die während der Weimarer Republik in Berlin lebte und arbeitete. Nach der Machtübernahme durch die Nationalsozialisten flüchtete sie zunächst nach Frankreich und dann weiter nach England, wo sie bis zu ihrem Tod lebte. Gleichwohl sie sich selbst nicht als „lesbisch" bezeichnete, lebte sie in Frauenbeziehungen und schrieb Bücher und Fachbücher über lesbische Liebe sowie zu Bisexualität.[2]

In den 1970er Jahren – den Anfängen der westdeutschen Lesbenbewegung – hatte die Berliner Lesbengruppe L 74 Kontakt zu Charlotte Wolff aufgenommen. Obwohl sie nach ihrer traumatischen Flucht aus Nazi-Deutschland und nach einem ersten schwierigen Besuch 1964 nie mehr nach Deutschland reisen wollte, entschied sie sich 1978 und noch einmal 1979, der Einladung der Gruppe nach Berlin zu folgen. Sie las aus ihren Büchern, beteiligte sich an Diskussionen in verschiedenen lesbischen und feministischen Gruppen und hielt Vorträge an der Berliner Sommeruniversität.

---

2 Dazu gehören unter anderem folgende Bücher, alle von Charlotte Wolff: Augenblicke verändern uns mehr als die Zeit, Kranichsteiner Literaturverlag 2003 (Autobiografie); Flickwerk, Verlag Frauenoffensive 1977 (Roman); und die Fachbücher: Psychologie der lesbischen Liebe: eine empirische Studie der weiblichen Homosexualität, Rowohlt 1973, sowie: Bisexualität, Fischer-Taschenbuch-Verlag 1981.

Der Name „Charlotte" hatte zudem einen engen Bezug zum Verein: Das *Netzwerk feministische Medizin* war im Frauenlandhaus Charlottenberg gegründet worden, das über die Jahre und bis heute der wichtigste Ort für Seminare und Treffen geblieben ist. Das Frauenlandhaus übernahm begeistert die Patinnenschaft für *Charlotte e.V.*

Neues Konzept, neue Zielgruppen

Das Ziel der Netzwerkerinnen, mit neuem Namen und Konzept explizit lesbische Ärztinnen anzusprechen, ließ sich erfolgreich umsetzen. Bereits das erste Seminar mit dem Thema Diskriminierungserfahrungen war mit mehr als 30 Teilnehmerinnen eines der am besten besuchten Treffen. Es kamen Ärztinnen unterschiedlichen Alters, zum ersten Mal auch ältere Lesben und Frauen, die sich von „feministischer Medizin" nicht angesprochen fühlten. Die Teilnehmerinnen diskutierten sehr offen, zum Teil kontrovers miteinander und zeigten großes Interesse für die einzelnen Berichte. Sich mit guten und schlechten Erfahrungen im Arbeitsumfeld als lesbische Ärztinnen auseinanderzusetzen, war für alle ein bedeutendes Erlebnis.

Durch die Gespräche innerhalb des Netzwerks wurde manchen Mitfrauen auch zum ersten Mal klar, dass die Erfahrungen, die sie bisher als „normal" hingenommen hatten, Diskriminierungen darstellten und dass sie verletzend waren, auch wenn die Frauen nach außen stark und selbstsicher agierten. Darüber hinaus konnten sich viele bewusst werden, dass sie bei einem vermeintlich lockeren Umgang mit ihrer Lebensweise doch sehr genau überlegten, wo und wie sie sich zeigen konnten, was sie über sich erzählten oder eben auch verschwiegen bzw. im Unklaren ließen.

Die Netzwerk-Arbeit

Charlotte e.V. setzte die Tradition des *Netzwerks feministische Medizin* fort, zweimal im Jahr Seminare mit verschiedenen Inhalten zu organisieren. Der Schwerpunkt liegt heute jedoch auf Bereichen, die insbesondere lesbische Ärztinnen betreffen und interessieren.

Einige Veranstaltungen greifen politische und gesellschaftliche Fragen auf, zum Beispiel den Umgang mit Reproduktionsmedizin, das Verhältnis zwischen den Generationen oder die Themen Transsexualität und Transgender. In anderen geht es um Aspekte der gesundheitlichen Versorgung von lesbischen Patientinnen, zum Beispiel bei Kinderwunsch oder in der Psychotherapie. Ein weiterer Schwerpunkt besteht in Coaching-Angeboten, die auf eine Stärkung lesbischer Ärztinnen im beruflichen Umfeld abzielen.

Höhepunkte im kulturellen Leben des Netzwerks sind Feste, die in regelmäßigen Abständen gefeiert werden. Dabei stehen das gegenseitige Kennenlernen und die gemeinsam gestaltete Freizeit im Mittelpunkt, und viele Mitfrauen bringen ihre Partnerinnen oder Freundinnen mit.

Unabhängig von der inhaltlichen Auseinandersetzung war und ist die Verständigung untereinander und dabei der Abgleich von Erfahrungen immer ein zentraler Teil der Treffen – für viele ist dies mindestens genauso wichtig wie die themenbezogene Arbeit. In den gemütlichen Runden am Abend oder bei Spaziergängen in den Pausen werden Geschichten aus dem Leben erzählt oder die neusten Erlebnisse am Arbeitsplatz diskutiert. Frauen aus den unterschiedlichsten Lebenszusammenhängen und ärztlichen Berufsfeldern kommen zusammen, um von einander zu hören und zu lernen. Dabei entstehen zum Teil enge und langjährige fachliche und freundschaftliche Kontakte. Die Netzwerkerinnen unterstützen sich gegenseitig in der beruflichen Entwicklung, aber auch privat in schwierigen wie in schönen Lebenslagen.

Als regelmäßige Teilnehmerinnen dieser Treffen sind wir beeindruckt von den vielfältigen Lebenswegen und Erfahrungen der Kolleginnen. Die Geschichten und Gespräche am Rande der Seminare bieten immer wieder einmalige Gelegenheiten, etwas über die Strategien lesbischer Ärztinnen im Umgang mit Homophobie und Heterosexismus im beruflichen Umfeld zu erfahren.

Konzept des Buches
Interviews und Gruppendiskussionen

Um die verschiedenen Lebensentwürfe lesbischer Ärztinnen und ihre Erfahrungen im Beruf zu dokumentieren und einer größeren Öffentlichkeit vorstellen zu können, wollten wir Interviews mit unseren Kolleginnen führen und sprachen dafür Ärztinnen aus möglichst unterschiedlichen Altersgruppen, Berufsfeldern und Regionen an. Darüber hinaus sollten verschiedene Aspekte und Themen, mit denen lesbische Ärztinnen beruflich befasst sind, in Gruppendiskussionen vertieft werden.

Der erste Schritt zur Realisierung des Buchs bestand darin, ein Seminar zu den Berufswegen lesbischer Ärztinnen und ihren Erfahrungen im Medizinbetrieb zu veranstalten. Während des Seminars im Herbst 2010 führten wir die Gruppendiskussionen sowie die ersten Interviews durch. In den Monaten darauf sprachen wir mit weiteren Ärztinnen.

Die Gespräche und Diskussionen in den Gruppen konzentrierten sich auf die Erfahrungen der Ärztinnen als Lesben im Berufsleben. Wie ist ihr Umgang mit ihrer Lebensweise, wann sind sie offen, wann verbergen sie ihre sexuelle Orientierung? Welche Diskriminierungserfahrungen mussten sie machen und wie gehen sie damit um? Welche Faktoren oder Bedingungen beeinflussten ihre Entscheidung, sich zu outen? Wie sehen ihre individuellen Strategien im Berufsleben aus? Wie gestalten sie den Kontakt zu PatientInnen? Welche Bedeutung hatte die lesbische Lebensweise auf die Wahl ihres Berufsweges?

Die offene Formulierung aller Fragen sollte sowohl positive als auch negative Berichte ermöglichen. Zusätzlich fragten wir aber auch explizit nach negativen Erfahrungen mit der lesbischen Lebensweise im beruflichen Umfeld.

Die Teilnehmerinnen

Insgesamt dokumentieren wir die Erfahrungen von 24 lesbischen Ärztinnen aus unterschiedlichen Fachbereichen; bis auf zwei sind alle Mitfrauen des Netzwerks *Charlotte e. V.*; 18 Frauen nahmen an den Diskussionsrunden teil. Von ihnen gaben sieben zusätzlich ein Interview. Sechs Frauen wurden in den Monaten nach dem Seminar befragt.

Das Alter der Ärztinnen zum Zeitpunkt der Gespräche bewegte sich zwischen 33 und 71 Jahren. 22 sind in Westdeutschland geboren und aufgewachsen, zwei stammen aus der ehemaligen DDR. Eine der Teilnehmerinnen hat einen aus dem Nahen Osten migrierten Elternteil. Der soziale Hintergrund der Herkunftsfamilie wurde lediglich bei den Interviews erfragt, bei den meisten Frauen hatte zumindest der Vater einen akademischen oder kaufmännischen Beruf.

Die befragten Ärztinnen bilden eine relativ homogene Gruppe. Es bleibt offen, ob Ärztinnen mit anderem sozialen Hintergrund ähnliche Erfahrungen machen.

Auswertung der Interviews und Diskussionen

Nach der Aufzeichnung wurden alle Interviews und Diskussionen vollständig transkribiert. Auf ihrer Grundlage entstanden die biografischen Berichte sowie die Kapitel „Out? Aber sicher?!" und „Lesbisch leben und Ärztin sein".

Nachdem die biografischen Berichte geschrieben waren, bekamen alle Interviewten die Möglichkeit, die Texte zu prüfen und Korrekturen mitzuteilen. Die Berichte wurden in Absprache mit ihnen anonymisiert, neben dem Namen wurde bei einigen Frauen auch das Alter geringfügig verändert. Außerdem wurden die meisten Ortsnamen abgewandelt, wobei gemeinsam mit den Interviewpartnerinnen vergleichbare Städte und Regionen ausgewählt wurden. Die medizinischen Fachbereiche, in denen sie arbeiten, blieben unverändert.

Die Rückmeldungen der Ärztinnen ließen zum Teil neue Aspekte in die biografischen Berichte mit einfließen. Wir als Autorinnen hatten außerdem Gelegenheit, Fragen zu klären, die sich beim Schreiben ergeben hatten. Zum Abschluss holten wir noch die Autorisierung für alle wörtlich abgedruckten Passagen ein. So entstanden die Berichte Stück für Stück im stetigen Dialog mit den jeweiligen Ärztinnen.

Im Rahmen dieses Prozesses zeigte sich immer wieder, wie heikel viele der angesprochenen Themen und Fragen sind. Einige Frauen berichteten zwar im Interview sehr offen von ihren Erfahrungen, hatten anschließend aber Probleme damit, diese zu veröffentlichen. Trotz der Anonymisierung könnten sie von Nahestehenden und guten Bekannten oder KollegInnen erkannt werden. Diese Sorge führte dazu, dass einzelne Passagen gestrichen werden mussten. Zum Beispiel befürchtete eine der Interviewpartnerinnen, dass ihre Eltern das Buch lesen und auf ihren Bericht gekränkt reagieren könnten. Sie wollte nicht riskieren, das – inzwischen – gute Verhältnis zu gefährden. Andere Ärztinnen wollten vermeiden, von (ehemaligen) KollegInnen erkannt zu werden.

Vermutlich waren einige Ärztinnen schon im Interview vorsichtig, wenn es darum ging, Persönliches von sich preiszugeben, und es ist anzunehmen, dass – wenn auch unabsichtlich – besonders kränkende und verletzende Erfahrungen nicht immer angesprochen wurden, ebenso wenig wie das sorgenvolle Verstecken der eigenen Lebensweise.

Als besonders heikel erwiesen sich Erfahrungen von Ärztinnen, die sich beruflich mit dem Thema Lesbengesundheit befassen. Ihre Zahl ist klein und eine Anonymisierung ihrer Berichte entsprechend schwierig. Daher wurde auf die Beschreibung von konkreten Erlebnissen verzichtet, die von ihnen gemachten Erfahrungen flossen aber ins Resümee im letzten Kapitel des Buches ein.

Was die LeserInnen erwartet

Bevor die konkreten Erfahrungen der an diesem Buch beteiligten Ärztinnen in den Vordergrund rücken, gibt das folgende Kapitel einen Überblick: Anhand internationaler Studien werden zum einen die Erfahrungen von Lesben in unterschiedlichen Berufen beschrieben, zum anderen wird Literatur zur Situation von lesbischen Ärztinnen vorgestellt.

Im darauf folgenden Kapitel skizzieren wir die Berufswege und Erfahrungen von zehn Ärztinnen in biografischen Berichten. Diese basieren auf Interviews, die lediglich gekürzt und in einer schlüssigen Abfolge nacherzählt werden. Die Berichte geben das Erlebte unkommentiert aus der Sicht der jeweiligen Ärztin wieder.

In den Kapiteln „Out? Aber sicher?!" und „Lesbisch leben und Ärztin sein" werden die in den Gruppendiskussionen und Interviews beschriebenen Erfahrungen und Strategien themenbezogen dargestellt und vertieft. Die Berichte werden hier auch interpretiert und kommentiert.

Abschließend werden die dokumentierten Erfahrungen im letzten Kapitel zusammengefasst und diskutiert. Außerdem werden als Konsequenz aus den Ergebnissen Vorschläge zur Verbesserung der beruflichen Situation lesbischer Ärztinnen formuliert.

Erfahrungen von Lesben und lesbischen Ärztinnen im Berufsleben

Berufstätigkeit ist ein zentraler Bereich des Lebens – auch und besonders für lesbisch lebende Frauen, von denen die meisten den eigenen Lebensunterhalt selbst verdienen. Das Thema „Lesben und Erwerbstätigkeit" ist vielschichtig und wirft eine Fülle von Fragen auf: Welche Erfahrungen machen lesbische Frauen im Berufsleben? Wie wirkt sich die lesbische Lebensweise auf den beruflichen Werdegang aus? Ist es für Lesben leichter, Karriere zu machen, da sie seltener als heterosexuelle Frauen durch die Versorgung von Kindern und Familie eingeschränkt werden? Oder behindert die immer noch vorhandene Diskriminierung homosexueller Lebensweisen ihren Aufstieg in die Chefetagen? Wie gehen Lesben als Angestellte oder Selbstständige mit ihrer Lebensweise um, wann sind sie offen, wann verbergen sie ihre sexuelle Orientierung?

Die Erfahrungen von Diskriminierung aufgrund der sozio-sexuellen Orientierung teilen Lesben mit Schwulen, Bisexuellen und Transgender. Lesben erfahren aber außerdem auch Diskriminierung als Frauen. Wie nehmen sie diese Diskriminierungen als Frau bzw. als Lesbe wahr? Gibt es die gläserne Decke für sie genauso wie für andere Frauen? Verdienen Lesben mehr als heterosexuelle Frauen oder gilt auch für sie, dass sie für die gleiche Arbeit oft weniger Lohn bekommen als Männer?

Die meisten dieser Fragen stellen sich für Ärztinnen genauso wie für Lesben in anderen Berufen, einige Fragen wie zum Beispiel die Beziehung zu PatientInnen sind für den Arztberuf spezifisch.

Homophobie in der Gesellschaft

In Bezug auf die rechtliche Gleichstellung von Lesben sind in den vergangenen zehn Jahren mit dem Lebenspartnerschaftsgesetz (LPartG) große Fortschritte erreicht worden. Mit dem Gesetz waren Verbesserungen im Erbrecht verbunden und die Möglichkeit zur Stiefkindadoption. Gleichwohl handelt es sich beim LPartG um eine Sonderregelung, die eine Gleichstellung der eingetragenen Lebenspartnerschaft mit der Ehe bewusst ausschließt. Konkrete Benachteiligungen bestehen nach wie vor im Steuer- und Adoptionsrecht.

Die öffentliche Debatte um die eingetragene Lebenspartnerschaft und die wachsende Zahl lesbischer Mütter, die über ihre Kinder neue Kontakte zu heterosexuell dominierten Bereichen wie Kindergärten und Schulen bekommen, tragen dazu bei, dass Lesben in der Gesellschaft sichtbarer werden. Persönliche Kontakte zu Lesben beeinflussen die Haltung heterosexueller Mitmenschen meist positiv und fördern die Akzeptanz der lesbischen Lebensweisen. Auf betrieblicher Ebene ist das Diversity Management ein vielversprechender Ansatz, Offenheit gegenüber Menschen mit unterschiedlicher sexueller Orientierung zu signalisieren und Kommunikation unter den MitarbeiterInnen zu unterstützen.

Diese Entwicklungen können aber nicht darüber hinwegtäuschen, dass das gesellschaftliche Klima weiterhin von Heteronormativität geprägt ist, was bedeutet, ausschließlich Heterosexualität und Zweigeschlechtlichkeit als natürlich zu betrachten. Während Heterosexualität mit gesellschaftlicher Wertschätzung verbunden ist, werden Menschen mit einer anderen sexuellen Orientierung oder einem anderen Genderausdruck – Lesben, Schwule, Bisexuelle, Menschen, die nicht dem gängigen Bild von Frauen oder Männern entsprechen (wollen), sowie transidente Menschen – als unnormal und gesellschaftlich unerwünscht angesehen. Sie machen nach wie vor die Erfahrung von Stereotypisierung, Abwertung und Ausgrenzung.[3] In einer repräsentativen Befragung aus dem Jahr 2011 lehnten knapp 40 Prozent der Deutschen die Ehe zwischen gleichgeschlechtlichen PartnerInnen ab, 38 Prozent fanden Homosexualität unmoralisch.[4]

Zwar erleben Lesben bei ihren Mitmenschen auch Offenheit und positives Interesse, gleichwohl erfahren fast alle auch negative Reaktionen.

---

3 Eine Studienübersicht zu Diskriminierungserfahrungen lesbischer Frauen bieten: Hanafi El Siofi M., Wolff G.: Gewalt- und Diskriminierungserfahrungen von lesbischen/bisexuellen Frauen und Trans-Menschen in der BRD und Europa – eine Studienübersicht. Stand: März 2012.
http://www.vlsp.de/system/files/GewaltDiskriminierung_von_lsb_FT.pdf (Recherchedatum: 18.11.2012).
4 Zick A., Küpper B., Hövermann A.: Die Abwertung der Anderen. Eine europäische Zustandsbeschreibung zu Intoleranz, Vorurteilen und Diskriminierung. Friedrich-Ebert-Stiftung Forum Berlin 2011.
http://library.fes.de/pdf-files/do/07905-20110311.pdf (Recherchedatum: 18.11.2012)

Besonders gegenüber der lesbischen Lebensweise gehören Ignorieren und unsichtbar Machen zu den typischen Formen der Diskriminierung, ebenso wie unangemessene Neugier und voyeuristisches Ausfragen. Viele Lesben erleben in ihrem Umfeld auch verbale Angriffe, manchmal sogar körperliche Gewalt. Insbesondere für Jugendliche ist das Coming-out oft eine massive psychische Belastung, da sie häufig in der Familie und unter Gleichaltrigen in der Schule auf Ablehnung stoßen.

Eine positive Haltung gegenüber Homosexualität beschränkt sich oft auf Toleranz, das heißt, auf eine Duldung lesbischer Lebensweisen ohne explizite Ablehnung, zumindest solange sie nicht zu offen sichtbar werden. Akzeptanz im Sinne einer Anerkennung unterschiedlicher Lebensweisen als vollständig gleichwertiger und positiver Alternativen ist eher selten – ein sensibler Indikator dafür ist zum Beispiel, ob Eltern bei ihren Kindern eine homosexuelle Entwicklung genauso begrüßen können wie eine heterosexuelle. Ebenfalls selten erleben Lesben, dass Menschen in ihrem Umfeld die heteronormative Gesellschaftsordnung bewusst ist und sie davon abweichende Lebensformen grundsätzlich und selbstverständlich mitdenken.

Die öffentliche Diskussion über Antidiskriminierung führt zu einer neuen Entwicklung: Gesellschaftlich besteht zunehmend ein Anspruch, tolerant zu sein und nicht zu diskriminieren. Dieser Anspruch wird oft nicht eingelöst, kann aber sozialen Druck erzeugen, sich nicht (mehr) diskriminiert fühlen zu dürfen. Er erschwert es Lesben auch, Diskriminierungen anzusprechen, und führt möglicherweise sogar dazu, dass sie diskriminierendes Verhalten selbst ausblenden oder verleugnen. Dies wird in der Forschung als moderne Form der Disziplinierung – als ein neuer normativer Imperativ beschrieben.

Gesetzlicher Schutz vor Diskriminierung

Neben dem Lebenspartnerschaftsgesetz bietet auch das Allgemeine Gleichbehandlungsgesetz (AGG) von 2006 einen besseren Schutz vor Diskriminierung in unterschiedlichen Lebensbereichen. Grundlage des AGG ist die im Jahre 2000 von der Europäischen Union verabschiedete

Antidiskriminierungsrichtlinie. Das Gesetz soll Diskriminierung wegen „sexueller Identität" im Zivilrecht und im Arbeitsleben verhindern oder beseitigen. Es regelt das Verbot von Nachteilen für Lesben (und Schwule) bei Stellenausschreibungen und Bewerbungen sowie den Schutz vor Diskriminierung im Arbeitsleben. Betroffene können die (potenziellen) ArbeitgeberInnen auf Schadensersatz verklagen. Außerdem muss in Betrieben ab einer gewissen Größe eine Beschwerdestelle eingerichtet werden, an die sich MitarbeiterInnen bei Diskriminierung wenden können.

Die ArbeitgeberInnen sind dafür verantwortlich, dass in ihren Unternehmen keine Diskriminierungen vorkommen. Sie müssen gegen MitarbeiterInnen vorgehen, die andere diskriminieren – zum Beispiel durch eine Abmahnung bis hin zur Kündigung. Ausnahmen vom Benachteiligungsverbot bestehen aber zum Beispiel für kirchliche Arbeitgeber.

Um die Umsetzung des AGG sicherzustellen, wurde beim Bund eine Antidiskriminierungsstelle eingerichtet. Sie berät Betroffene, dokumentiert die Arbeit der Beschwerdestellen, erfasst Beschwerdeverfahren und fördert die gesellschaftliche Akzeptanz von Lesben und Schwulen durch Öffentlichkeitsarbeit. Zudem klärt sie durch Erhebungen den aktuellen Bedarf an Maßnahmen. So wurden unter anderem Studien zum Thema „Mainstreaming von Chancengleichheit" durchgeführt und eine Expertise zu den Auswirkungen von mehrdimensionaler Diskriminierung (in Bezug auf sexuelle Orientierung, Alter, Herkunft und Behinderungen) erstellt.

Erste Einblicke aus Umfragen und Studien

Es gibt eine Reihe von Studien zur Erwerbssituation lesbisch lebender Frauen bzw. einige wenige Untersuchungen zu den Erfahrungen lesbischer Ärztinnen. Die Ergebnisse dieser Studien lassen sich jedoch nur mit Vorsicht auf die Allgemeinheit der Lesben übertragen. Ein wesentlicher Grund dafür ist die Heterogenität der lesbischen Frauen als Gruppe: Lesben unterscheiden sich in sozialer und kultureller Herkunft sowie in ihrer Bildung. Außerdem wohnen und arbeiten sie in unterschiedlichen Ländern und Regionen. Diskriminierung von Lesben in der Erwerbsarbeit kann des Weiteren auch im Kontext von Rassismus und Antisemitismus sowie Behindertenfeindlichkeit stattfinden. Einige lesbische Frauen leben schließlich sehr versteckt, andere wiederum sind in eine lesbische Community eingebunden und gehen offen mit ihrer Lebensweise um.

Deutschsprachige Studien mit großen und repräsentativen Gruppen lesbisch lebender Frauen gibt es zu dem Thema Berufstätigkeit nicht. Das hat unter anderem strukturelle Gründe: Wissenschaftliche Untersuchungen zu lesbischen Frauen sind in Deutschland rar, da es keine Forschungsinstitute oder Lehrstühle mit Schwerpunkten im Bereich der Lesbenforschung oder queerem Feminismus gibt, die die wissenschaftliche Arbeit ermöglichen und absichern würden. Außerdem fehlt es an ausreichender Finanzierung solcher Studien. Daher handelt es sich meist um Untersuchungen mit kleinen Stichproben.

Neben diese institutionell bedingten Probleme tritt eine Schwierigkeit, die aus der potenziell unsichtbaren Lebensweise lesbischer Frauen sowie aus deren Diskriminierung resultiert: Es ist nicht leicht, große und repräsentative Gruppen von Lesben aus unterschiedlichen Lebenszusammenhängen für Untersuchungen zu erreichen und zu gewinnen. Die meisten WissenschaftlerInnen suchen lesbische Studienteilnehmerinnen durch Anzeigen und Aufrufe in lesbenspezifischen Medien. Über die sogenannte Schneeballmethode werden diese Aufrufe innerhalb der Communities verbreitet. Sehr versteckt lebende Lesben oder Lesben, die sich aus anderen Gründen nicht in den Szenen bewegen, werden auf diese Art vermutlich nicht erreicht.

Bildungsniveau und berufliches Engagement

In einigen internationalen Studien war das Bildungsniveau der teilnehmenden Lesben im Vergleich zu Frauen insgesamt überdurchschnittlich hoch; zudem waren sie in relativ hohen Positionen tätig. Auch bei den im deutschen Mikrozensus erfassten gleichgeschlechtlichen Paaren sind Bildungs- und Berufsabschlüsse der befragten Männer und Frauen höher als bei den heterosexuellen Befragten.[5] Diese Ergebnisse bestätigt eine Untersuchung aus Deutschland zu Familien mit gleichgeschlechtlichen Eltern[6], in der 54 Prozent der lesbischen Mütter und Co-Mütter Abitur und 48 Prozent einen Hochschulabschluss hatten. In der Auswertung des Mikrozensus wird als möglicher Grund für die Unterschiede benannt, dass Menschen mit hoher Bildung eher eine eindeutige Identität als Lesben und Schwule entwickeln und sich in solchen Befragungen zu ihrer Homosexualität bekennen. Außerdem nehmen an nicht repräsentativen Studien wie der zu Regenbogenfamilien möglicherweise mehr Lesben mit hohem Bildungsstand teil.

Aber auch eine andere Planung von Ausbildung und beruflicher Karriere könnte bei den überdurchschnittlich hohen Bildungsabschlüssen eine Rolle spielen. Lesben gehen anders als heterosexuell lebende Frauen in den meisten Fällen davon aus, dass sie ihren Lebensunterhalt dauerhaft selbst absichern werden und nicht mittel- oder längerfristig als Mutter und Hausfrau zu Hause bleiben. Daher entscheiden sie sich womöglich eher für lange Ausbildungswege und widmen sich ihrem Beruf mit mehr Zeit und Energie.

Mittlerweile bekommen zwar auch immer mehr Lesben Kinder. Aber auch dann können sie sich beruflich mehr engagieren als Mütter in heterosexuellen Beziehungen. Während diese weiterhin den größeren Anteil bei der Versorgung der Kinder und bei der Hausarbeit übernehmen, teilen Frauen in lesbischen Zweierbeziehungen diese Arbeit gleichmäßiger auf. Damit haben lesbische Mütter und Co-Mütter die gleichen Möglichkeiten, weiter berufstätig zu sein. Forschungsergebnissen aus Deutschland zufolge waren mit 82 Prozent lesbische Mütter und Co-Mütter häufiger erwerbstätig als heterosexuell lebende Mütter, allerdings seltener als hete-

---

5 Vgl. Eggen B.: Gleichgeschlechtliche Lebensgemeinschaften ohne und mit Kindern: Soziale Strukturen und künftige Entwicklungen. In: Funcke D., Thorn P. (Hg.): Die gleichgeschlechtliche Familie mit Kindern. Transcript Verlag, Bielefeld 2010, S. 37-60.

6 Vgl. Rupp M. (Hg.): Die Lebenssituation von Kindern in gleichgeschlechtlichen Lebenspartnerschaften, Rechtstatsachenforschung, hg. vom Bundesministerium der Justiz 2009. *http://www.bmj.de/SharedDocs/Downloads/DE/pdfs/Forschungsbericht_Die_Lebenssituation_von_Kindern_in_gleichgeschlechtlichen_Lebenspartnerschaften.pdf?__blob=publicationFile* (Recherchedatum 14.12.2012)

rosexuell lebende Väter. Auch der Anteil derer, die in Teilzeit arbeiteten, war in den lesbischen Familien gleichmäßig verteilt. Eine Untersuchung aus den USA zeigte, dass auch dort Hausarbeit und Kinderbetreuung in lesbischen Beziehungen ausgeglichener verteilt sind und die Kosten des Haushalts wie Miete und Anschaffungen gemeinsam getragen werden.[7]

Widersprüchliche Daten zum Einkommen

Ob Lesben aufgrund ihrer oftmals hohen beruflichen Positionen auch entsprechend viel verdienen, lässt sich aus den vorliegenden Untersuchungen nicht eindeutig schließen, da davon auszugehen ist, dass die vorhandenen Daten nicht repräsentativ für lesbisch lebende Frauen insgesamt sind. Für das Einkommensniveau sind außer der sexuellen Orientierung viele weitere Faktoren entscheidend.

Im Mikrozensus lag das durchschnittliche Nettoeinkommen gleichgeschlechtlicher Lebensgemeinschaften über dem der heterosexuellen Paare, allerdings waren in der Erhebung schwule Paare überrepräsentiert. Auch in der Studie zu gleichgeschlechtlichen Familien mit Kindern wiesen lesbische Familien insgesamt ein überdurchschnittliches Familieneinkommen auf, gehörten allerdings seltener als heterosexuelle Familien zur höchsten Einkommensgruppe.

Wie offen kann frau sein? Lesben am Arbeitsplatz

Die Ergebnisse von zwei Studien – aus Kanada und Österreich – ermöglichen tiefere Einblicke in Erfahrungen, die lesbisch lebende Frauen am Arbeitsplatz machen. Für eine 2007 veröffentlichte Untersuchung wurden in Kanada 15 besonders erfolgreiche Lesben zu ihrem beruflichen Werdegang befragt.[8] Sie kamen aus unterschiedlichen Professionen, und ihre Karriereverläufe waren ebenso vielfältig. In ausführlichen biografi-

---

7 Vgl. Solomon S.E., Rothblum E.D. u. a.: Money, Housework, Sex, and Conflict: Same-Sex Couples in Civil Unions, Those Not in Civil Unions, and Heterosexual Married Sib-lings. Sex Roles: A Journal of Research 2005; 52: 561-75.

8 Vgl. Rostad F., Long B.C.: Striving for Holistic Success: How Lesbians Come Out on Top. In: Clarke V., Peel E.: Out in Psychology. Lesbian, Gay, Trans and Queer Perspectives. John Wiley and Sons 2007, S. 311-30.

schen Interviews erzählten sie, wie ihr Weg verlaufen war und welche Erfahrungen sie als Lesben im Beruf gemacht hatten. In Österreich nahmen etwa 700 Lesben in 2009 an einer Online-Befragung teil.[9] Sie hatten ebenfalls unterschiedliche Ausbildungen, Berufe und Einkommen.

Offenheit oder Verstecken

Beide Forschungsarbeiten machen deutlich, dass Lesben sich intensiv damit beschäftigen, wie offen sie am Arbeitsplatz sein können. Alle Befragten wollten mit ihrer ganzen Persönlichkeit, also auch mit ihrer Lebensweise sichtbar sein. Sie wünschten sich ein berufliches Umfeld, in dem sie offen lesbisch sein können, ohne befürchten zu müssen, dass ihnen daraus Nachteile entstehen. Die Realität sieht jedoch anders aus, nur die wenigsten haben diese Sicherheit. Die Mehrzahl der lesbischen Frauen geht Risiken ein, wenn sie etwa mit KollegInnen über ihre Lebensweise spricht oder sich mit der Partnerin in beruflichen Kontexten zeigt. Das Risikopotenzial wird deshalb sorgfältig abgewogen, und je nach Situation wird entschieden, wie offen frau gerade sein kann. In der Online-Befragung aus Österreich gab ein Drittel der Teilnehmerinnen an, im beruflichen Umfeld weitgehend offen zu sein; die Hälfte war nur gegenüber einzelnen KollegInnen offen. 19 Prozent der Frauen versteckten zum Zeitpunkt der Befragung ihre Lebensweise im beruflichen Umfeld völlig.

Für die meisten Lesben ist das offene Auftreten im Beruf ein langer Prozess, der bei jeder anders verläuft. Er wird beeinflusst von individuellen Faktoren, wie zum Beispiel den Erfahrungen mit dem Coming-out, sowie vom jeweiligen gesellschaftlichen und beruflichen Umfeld. Generell lässt sich vor dem Hintergrund der bisherigen Erkenntnisse festhalten: Zu Beginn der beruflichen Laufbahn oder nach Antritt einer neuen Stelle sind viele lesbische Frauen erstmal vorsichtig und verstecken ihre Lebensweise – zumindest sprechen sie diese nicht aktiv an.

---

9 Vgl. Hofmann R., Cserer A.: Lesben am Werk. Explorationsstudie zur Erwerbstätigkeit lesbischer Frauen in Österreich, im Auftrag der Queer Buisiness Women, 2009. *http://epub.wu.ac.at/2791/* (Recherchedatum: 15.12.2012)

Allerdings gaben nur wenige Lesben in der österreichischen Studie an, ihre Lebensweise im beruflichen Umfeld dauerhaft zu verstecken. Dieses Vorgehen kann teilweise vor möglicher Diskriminierung schützen, gegen subtile Diskriminierungen können sich versteckt lebende Lesben aber schlecht wehren, da sie riskieren, sich zu outen, wenn sie diese ansprechen. Die Strategie, privates und berufliches Leben weitgehend zu trennen und mit KollegInnen nur über berufliche Themen zu sprechen, verursacht zudem viel Stress und belastet. Denn an den meisten Arbeitsplätzen gehören Gespräche über die Familie und über Freizeitaktivitäten am Wochenende oder im Urlaub zum beruflichen Alltag, genauso wie Fotos von der Familie und den Kindern am Schreibtisch oder die Teilnahme der Partner und Partnerinnen an Betriebsfeiern. Lesben, die sich an solchen Gesprächen nicht beteiligen, sind im KollegInnenkreis isolierter.

Die meisten Frauen outen sich denn auch im Laufe des beruflichen Lebens zunehmend mehr. Wenn sie sich abgesichert und anerkannt fühlen bzw. dies formal sind und den Verlust des Arbeitsplatzes nicht mehr fürchten müssen, trauen sie sich weiterzugehen. Die Offenheit wächst auch, wenn sie ihre KollegInnen besser kennenlernen und deren Einstellung abschätzen können.

Es gibt dabei viele Abstufungen, offen zu sein: Frau kann zum Beispiel nichts verschweigen, aber trotzdem vermeiden, ihre Lebensweise explizit anzusprechen; sie kann vom Urlaub oder dem Wochenendausflug mit der Freundin erzählen, es aber den KollegInnen überlassen, Schlüsse zu ziehen; oder sie kann eindeutig von ihrer Partnerin sprechen. Fragen KollegInnen nach einem Partner, kann sie dies schlicht verneinen und ihre Lebensweise im Unklaren lassen, sie kann aber auch – je nach Lebenssituation – sagen: „Ich lebe mit einer Frau zusammen", oder „Derzeit habe ich keine Partnerin".

Ganz scheint das Abwägen, sich zu outen oder eben nicht, nie aufzuhören. Auch weitgehend offen lesbisch lebende Frauen kommen immer wieder in Situationen, in denen sie negative Reaktionen befürchten müssen. Sie versuchen dann die Risiken einzuschätzen, die mit Ein- oder Mehrdeutigkeit verbunden wären, und agieren entsprechend.

Manchmal erleben Lesben auch ein unfreiwilliges Outing: wenn ihre Lebensweise zufällig von KollegInnen entdeckt wird oder wenn andere Personen sie bekannt machen. In einem heterosexistischen, homophoben Arbeitsumfeld können sie dadurch in schwierige und sehr belastende Situationen kommen.

Erfahrungen und Umgang mit Diskriminierung

Die Erfahrungen, die lesbische Frauen als Arbeitnehmerinnen oder Selbstständige machen, sind sehr unterschiedlich. Einzelne berichten von sehr massiven und schwerwiegenden Diskriminierungen. Ihnen wurde zum Beispiel beim (unfreiwilligen) Bekanntwerden ihrer Lebensweise der Job gekündigt, sie wurden von Kolleginnen ausgegrenzt oder ihre Karriere wurde massiv behindert. Etwa drei Prozent der Frauen, die an der Studie aus Österreich teilnahmen, berichteten von solchen Erfahrungen. Diese Erlebnisse sind psychisch sehr belastend und können das Selbstwertgefühl beeinträchtigen. Viele Lesben reagieren darauf erst mal mit Rückzug.

Bei den Interviews in Kanada erzählten einige Lesben, sich nach solchen Erfahrungen zur Gegenwehr entschlossen zu haben. Dazu zählten gerichtliche Klagen, obwohl damit ihre sexuelle Orientierung öffentlich bekannt wurde. Andere sprachen KollegInnen direkt auf ihr diskriminierendes Verhalten an. Eine weitere Umgangsweise bestand darin, sich Unterstützung von außen zu holen, um geeignete Strategien der Gegenwehr zu finden.

Der Mut, sich Diskriminierungen nicht gefallen zu lassen und zur eigenen Lebensweise zu stehen, stärkt das Selbstbewusstsein und die Identität als Lesbe. Sich mit Courage zur Wehr zu setzen, kann sogar zu mehr Respekt und Anerkennung im beruflichen Umfeld führen und damit langfristig die berufliche Entwicklung und Karriere befördern.

Viele Lesben, die den Online-Fragebogen in Österreich ausgefüllt haben, gaben an, keine Benachteiligungen oder negative Reaktionen am Arbeitsplatz erlebt zu haben. Erfreulich viele notierten positive Reaktionen von KollegInnen. Bei den Ergebnissen ist aber stets mit zu bedenken, dass negative Äußerungen oder Handlungen vermutlich oftmals ignoriert und ausgeblendet oder auch gar nicht als solche wahrgenommen werden. Außerdem vermeiden Lesben diskriminierende Erlebnisse wahrscheinlich oft, indem sie in Situationen, in denen sie negative Reaktionen befürchten, ihre Lebensweise verschweigen. Dafür spricht, dass viele Frauen durchaus Ablehnung nach dem Outen befürchteten. Dabei war die häufigste Sorge, dass sich KollegInnen zurückziehen oder sie die berufliche Anerkennung verlieren könnten. Oft wurde auch die Furcht geäußert, die KollegInnen würden Witze machen oder lästern. Elf Prozent der Lesben gaben an, das Outen tatsächlich schon einmal situativ bereut zu haben.

Unsicherheit am Arbeitsplatz beeinträchtigt die Leistungsfähigkeit

Der Umgang mit der lesbischen Lebensweise im Beruf bindet viel Energie. Zu diesem Ergebnis kommen ebenfalls beide Studien. Die Frauen beobachten ihr Umfeld sehr genau, um einschätzen zu können, welche Reaktionen und Konsequenzen sie zu erwarten haben, wenn sie sich outen. Genauso planen sie strategisch ihr Coming-out. Die in diese Prozesse gebundenen Ressourcen fehlen für die eigentliche berufliche Arbeit. Insbesondere in der Online-Befragung verwiesen viele Lesben darauf, dass die Angst vor Benachteiligungen und das ständige Abwägen zwischen Offenheit und Verstecken ihre beruflichen Leistungen beeinträchtigten. Ein akzeptierendes und offenes berufliches Umfeld sahen sie hingegen als Basis dafür, sich auf die Arbeit konzentrieren zu können und optimal leistungsfähig zu sein.

Noch mehr als Sorge und Taktieren beeinflussen tatsächliche Erfahrungen von Diskriminierung die berufliche Leistungsfähigkeit. Die Arbeitszufriedenheit nimmt deutlich ab und das Engagement im Beruf wird reduziert. Lesben, die Diskriminierungen erleben, haben mehr gesundheitliche Probleme und sind psychisch belastet. Viele planen in solchen Situationen, den Arbeitsplatz zu wechseln. Ein nicht unterstützendes berufliches Umfeld, in dem Homophobie und Heterosexismus existieren oder toleriert werden, kann so den beruflichen Erfolg nachhaltig behindern.

Viele Lesben beziehen die Akzeptanz und Toleranz einer Arbeitsumgebung gegenüber ihrer Lebensweise in die Planung ihrer Karriere ein. Wenn sie die Möglichkeit haben, suchen sie sich gezielt ein lesbenfreundliches berufliches Umfeld, etwa in Szene-Einrichtungen. Darüber hinaus engagieren sich viele Lesben für gleiche Rechte und für die vorbehaltlose Anerkennung ihrer Lebensweise auch am Arbeitsplatz.

Toleranz und Ablehnung: lesbische Ärztinnen im Medizinbetrieb

Eine Besonderheit des ärztlichen Berufs ist das ausgeprägte Berufsbild der Profession, in das die MedizinstudentInnen in der Ausbildung „hineinsozialisiert" werden. Es fragt sich, ob zu diesem Bild eine besondere Toleranz und Akzeptanz gegenüber unterschiedlichen Lebensweisen und konkret Homosexualität gehören oder ob die Grundhaltung von ÄrztInnen eher besonders konservativ ist. In Deutschland gab es bisher keine Untersuchung zu den Erfahrungen lesbischer Ärztinnen im Berufsleben – dieses Buch ist die erste. Für den englischen Sprachraum hingegen ist die weite Verbreitung von heterosexistischen und homophoben Haltungen bei ÄrztInnen und MitarbeiterInnen im Gesundheitsbereich in vielen Studien belegt.[10] Allerdings haben auch bei ÄrztInnen wie in der gesamten Gesellschaft Toleranz und Akzeptanz gegenüber homosexuellen Lebensweisen in den vergangenen Jahren deutlich zugenommen.[11]

Für die beruflichen Erfahrungen von lesbischen Ärztinnen (und schwulen Ärzten) interessierten sich lesbische[12] bzw. schwul-lesbische[13] ÄrztInnen-Netzwerke, die in vielen Ländern, etwa den USA, Kanada, Australien und Großbritannien existieren. Zwei Befragungen wurden 1994 und 2009 von der Gay and Lesbian Medical Association (GLMA)

---

10 Vgl. Burke B.P., White J.C.: Wellbeing of Gay, Lesbian, and Bisexual Doctors, BMJ 2001; 322: 422-5.

11 Vgl. Smith D.M., Matthews C.R.: Physicians' Attitudes Toward Homosexuality and HIV: Survey of a California Medical Society-Revisited, Journal of Homosexuality 2007; 52: 1-9.

12 Australian Lesbian Medical Association, ALMA.

13 In den USA: Gay and Lesbian Medical Association (GLMA), in Großbritannien: Gay and Lesbian Doctors and Dentists (GLADD).

in den USA[14] durchgeführt. Auch die Australian Lesbian Medical Association (ALMA) hat in den Jahren 2001 und 2004 ihre Mitfrauen befragt.[15]

Lesbische Ärztinnen in Australien

In beiden Befragungen aus Australien berichteten sehr viele der 55 bzw. 57 teilnehmenden Ärztinnen über negative Erfahrungen und schwerwiegende Diskriminierungen. Viele von ihnen fühlten sich im australischen Medizinbetrieb isoliert und hatten in der ALMA zum ersten Mal Kontakt zu anderen lesbischen Kolleginnen.

Fast ein Drittel der Frauen berichtete in beiden Untersuchungen von sozialer Ausgrenzung und feindseligen Äußerungen sowie von Bedrohungen durch KollegInnen. Knapp ein Zehntel meldete sogar körperliche Übergriffe. Einige Frauen wurden in ihrer beruflichen Entwicklung stark behindert, viele fühlten sich am Arbeitsplatz nicht sicher. Knapp die Hälfte befürchtete eine Gefährdung der beruflichen Existenz als niedergelassene Ärztin, wenn KollegInnen oder PatientInnen von ihrer sexuellen Orientierung erfahren würden.

Trotz des Risikos von Diskriminierung zeigten die befragten Mitfrauen eine beeindruckende Offenheit in ihrem beruflichen Umfeld. In beiden Befragungen waren knapp 60 Prozent der Ärztinnen offen gegenüber der Mehrzahl der KollegInnen; ein Fünftel versteckte die Lebensweise im beruflichen Umfeld weitgehend.

Auch wenn sich in dem kurzen Zeitraum von drei Jahren zwischen den Umfragen an der Häufigkeit von Diskriminierungserfahrungen

---

14 Vgl. Schatz B., O'Hanlan K.: Anti Gay Discrimination in Medicine. Results of a National Survey of Lesbian, Gay and Bisexual Physicians, GLMA 1994.
http://www.glma.org/_data/n_0001/resources/live/Discrimination_in_Medicine.pdf.
Eliason M.J., Dibble S.L. u. a.: Lesbian, Gay, Bisexual, and Transgender (LGBT) Physi-cians' Experiences in the Workplace, Journal of Homosexuality 2011; 58: 1355-71.
Beaudreau J.: Discrimination Against Lesbian, Gay, Bisexual, and Transgender (LGBT) Individuals in Medicine: Results of a National Survey of LGBT Physicians, 2009.
15 Vgl. McNair R.: Lesbian Doctors: The Personal Stories of a Professional Minority, Conference Paper 2007. *http://www.glhv.org.au/files/Lesbian doctors - the personal stor-ies of a professional minority.pdf* (Recherchedatum: 14.12.2012).

nicht viel geändert hat, wurden Lesben durch das Wirken der ALMA als Ärztinnen wie auch als Patientinnen sichtbarer. Ärztinnen engagieren sich hier gegen die Diskriminierung von Lesben im Gesundheitswesen und setzen sich für eine bessere Versorgung von lesbischen Patientinnen ein. Das Engagement hilft ihnen, die tiefe Spaltung zwischen Beruf und Privatleben zu überwinden und zwei bis dahin getrennte Identitäten – als Lesbe und Ärztin – zusammenzuführen. Viele Ärztinnen konnten bei den Konferenzen der ALMA zum ersten Mal ihre Partnerin zu einer Tagung mitbringen – bei heterosexuellen MedizinerInnen eine Selbstverständlichkeit. Inzwischen haben viele auch den Mut, gemeinsam beim „Mardi Gras", der großen schwul-lesbischen Parade in Sydney aufzutreten. Einige tragen dabei aber immer noch Masken, da sie es nicht wagen können, offen zu sein.

Die Mitfrauen der ALMA setzten sich dafür ein, dass 2002 die Australian Medical Association (AMA, Australischer Ärzteverband) ein Positionspapier zu Diversity und sexueller Identität veröffentlichte. Unterstützt wurden sie dabei von der Vorsitzenden der AMA, Kerryn Phelps, einer der wenigen auch in der Öffentlichkeit geouteten lesbischen Ärztinnen in Australien. Um möglichst viele MitarbeiterInnen im Gesundheitsbereich für die Bedürfnisse von lesbischen Patientinnen zu sensibilisieren, kooperiert die ALMA mit vielen anderen Organisationen, veranstaltet Fortbildungen und regt wissenschaftliche Untersuchungen an.

Besonders bemerkenswert war auch ein Vorstoß der australischen Ärztinnen im Internationalen Ärztinnenbund (MWIA). Viele der Delegierten der MWIA kommen aus Ländern, in denen Homosexualität kriminalisiert und mit hohen Strafen belegt ist. Die australischen Ärztinnen erreichten, dass in dieser sehr traditionsreichen, seit 1919 existierenden Organisation zum ersten Mal über lesbische Lebensweisen gesprochen wurde. Auf Antrag der ALMA wurde von der MWIA 2001 sogar eine Resolution „Rechte von Lesben sind Menschenrechte" verabschiedet.

Erfahrungen in den USA

Weitere Erfahrungsberichte kommen aus den USA. Dort wurden zwei Befragungen lesbischer und schwuler ÄrztInnen von der GLMA mit einem zeitlichen Abstand von 15 Jahren durchgeführt.

An der ersten Befragung von 1994 nahmen 441 schwule Ärzte und 255 lesbische Ärztinnen teil. Auch sie berichteten über zahlreiche Benachteiligungen im Beruf. Fast alle hatten abwertende Äußerungen von KollegInnen über homosexuelle PatientInnen gehört. Mehr als die Hälfte hatte selbst irgendeine Form von Diskriminierung erlebt: Von Ausgrenzung durch KollegInnen berichtete ein Drittel der Befragten, ein weiteres Drittel hatte verbale, 14 Prozent körperliche Angriffe erlebt. Insgesamt 17 Prozent der ÄrztInnen berichteten über massive berufliche Behinderungen, ihnen wurde wegen ihrer Lebensweise gekündigt, sie bekamen eine Stelle nicht oder erfuhren Benachteiligungen bei der Aus- und Weiterbildung. 17 Prozent beklagten, dass ihnen von KollegInnen keine PatientInnen überwiesen wurden. Nur zwölf Prozent stimmten der Aussage zu, dass homosexuelle ÄrztInnen im Medizinbetrieb als gleichwertig anerkannt werden. Lesben berichteten insgesamt etwas seltener von Diskriminierungserfahrungen als Schwule.

Von den befragten ÄrztInnen waren etwa ein Viertel im Beruf weitgehend offen, ein Viertel weitgehend versteckt. Die Hälfte der Befragten gab an, je nach Situation teils offen, teils versteckt im Arbeitsumfeld zu agieren.

Das große Ausmaß an Diskriminierungserfahrungen ist zunächst überraschend, da sich in der US-amerikanischen Gesellschaft bereits in den 1990er Jahren eine relativ tolerante und akzeptierende Haltung gegenüber Lesben und Schwulen entwickelt hatte. Allerdings erzeugte die gesellschaftliche Abwehr von Aids als „Schwulenseuche" heftige Ressentiments gegenüber Schwulen, die sich genauso undifferenziert auch gegen Lesben richteten. So berichteten ÄrztInnen, die in ihren Praxen schwerpunktmäßig Schwule mit HIV-Infektionen betreuten, deutlich häufiger von Diskriminierungen als andere ÄrztInnen.

15 Jahre nach der ersten Umfrage scheint sich die Situation schwuler und lesbischer ÄrztInnen in den USA gebessert zu haben. Die Teilnahme an

der Befragung 2009 fiel mit insgesamt 427 ÄrztInnen jedoch deutlich geringer aus als 1994, mit 30 Prozent war auch der Frauen-Anteil gesunken. Die Mehrzahl der TeilnehmerInnen (60 Prozent) gab nun an, im beruflichen Umfeld weitgehend offen zu sein, nur noch acht Prozent versteckten ihre sexuelle Orientierung weitgehend, knapp ein Drittel war teilweise offen. Über soziale Ausgrenzung von KollegInnen berichteten noch 22 Prozent, über verbale Angriffe 15 Prozent der Befragten. Knapp zehn Prozent gaben an, dass ihnen von KollegInnen keine PatientInnen überwiesen wurden. Andere Benachteiligungen wie Kündigung des Arbeitsplatzes, Verweigerung einer Stelle oder Benachteiligung bei der beruflichen Förderung wurden jeweils von weniger als fünf Prozent berichtet. Mehr als 80 Prozent der Befragten kamen zu dem Schluss, dass ihr Arbeitsplatz ein einladendes und sicheres berufliches Umfeld für Lesben und Schwule darstellt.

Allerdings wiesen auch 2009 viele TeilnehmerInnen in offen gestellten Fragen auf die weiter bestehende gesellschaftliche Diskriminierung und Benachteiligung hin, die sich von ihrer beruflichen Situation nicht völlig trennen lasse. In vielen Staaten der USA gibt es für homosexuelle Paare noch keine Möglichkeit zu heiraten, außerdem bestehen finanzielle und rechtliche Diskriminierungen für gleichgeschlechtliche Partnerschaften. Auffällig ist auch, dass immer noch zwei Drittel der Befragten berufliche Diskriminierung im Medizinbetrieb beobachteten – auch wenn sie angaben, selbst keine Benachteiligung an ihrem Arbeitsplatz erlebt zu haben.

Die ÄrztInnen der GLMA engagieren sich wie ihre australischen Kolleginnen für eine Verbesserung der gesundheitlichen Versorgung von Lesben und Schwulen. Die aktuelle Studie belegt, dass sie im Medizinbetrieb als ExpertInnen für homosexuelle PatientInnen gefragt sind. Etwa die Hälfte der Befragten gab an, dass ihnen speziell lesbische und schwule PatientInnen überwiesen werden bzw. dass sie in Kliniken als Fachleute dafür angesprochen wurden. Ein Drittel wurde als Referent bzw. Referentin zu Fachtagungen eingeladen. Das zeigt, dass zumindest in den USA inzwischen auch ein deutliches Interesse an fachlicher Fortbildung zu dem Thema „Gesundheit von Lesben und Schwulen" existiert.

Lesbische Ärztinnen und ihre PatientInnen

Gegenüber PatientInnen verbergen die meisten lesbischen Ärztinnen ihre Lebensweise. Das kann immer wieder zu irritierenden Situationen führen, wie Interviews mit einigen lesbischen und schwulen ÄrztInnen in Großbritannien zeigten.[16] Lesben (und Schwule) müssen mit falschen Erwartungen und Fantasien ihrer PatientInnen umgehen, wenn diese nichts über ihre sexuelle Orientierung wissen. Zwar fragen PatientInnen ihre ÄrztInnen nicht direkt nach deren Lebensweise. Viele stellen aber Fragen nach der Familie, dem Ehemann oder der Ehefrau und nach den Kindern. Dann müssen lesbische Ärztinnen entscheiden, wie offen sie darauf antworten. Sie können dabei in den Konflikt geraten, einerseits einen offenen und authentischen Kontakt zu den PatientInnen zu wünschen, andererseits mit ehrlichen Antworten eventuell negative Reaktionen zu provozieren.

Irritierende Begebenheiten können auch bei Untersuchungen von intimen Körperbereichen entstehen. Um diese Situationen zu desexualisieren, gibt es in der Medizin verschiedene Strategien und Rituale. Besonders im englischen Sprachraum ist zum Beispiel die Anwesenheit einer Begleitperson Standard, wenn bei solchen Untersuchungen ÄrztIn und PatientIn unterschiedlichen Geschlechts sind. Diese von Heteronormativität geprägte Routine verfehlt jedoch ihren Zweck, wenn der Arzt bzw. die Ärztin homosexuell ist.

Versteckt lebende Lesben (und Schwule) haben in solchen Situationen oft das Gefühl, die PatientInnen zu täuschen. Wenn sie die Wünsche der PatientInnen in Bezug auf eine Begleitperson bei intimen Untersuchungen ernst nehmen wollen, müssen sie ihre Homosexualität offen ansprechen. In der Folge riskieren sie aber negative Reaktionen. Ein solches Vorgehen ist insbesondere dann ausgeschlossen, wenn sie sich in ihrem beruflichen Umfeld nicht geoutet haben.

Was denken aber die PatientInnen selbst über homosexuelle ÄrztInnen? In den USA wurden 2008 rund 500 Frauen und Männer befragt.[17] Zwei Drittel von ihnen sagten, die sexuelle Orientierung der ÄrztInnen

---

16 Vgl. Riordan D.C.: Interaction Strategies of Lesbian, Gay and Bisexual Healthcare Practitioners in the Clinical Examination of Patients: Qualitative Study, BMJ 2004; 328: 1227-9.

sei deren private Angelegenheit. Jedoch würden immerhin 30 Prozent den Arzt bzw. die Ärztin wechseln, wenn sie von seiner/ihrer Homosexualität erfahren würden. Noch mehr, nämlich 35 Prozent, würden sich eine neue Praxis suchen, wenn bekannt würde, dass sie bislang mit schwulen oder lesbischen PraxismitarbeiterInnen zu tun hatten. Insgesamt zeigten sich bei Männern mehr Probleme mit homosexuellen ÄrztInnen als bei Frauen, und eher bei älteren Menschen als bei jüngeren.

Die TeilnehmerInnen wurden auch gefragt, wann sie sich bei intimen Untersuchungen eine Begleitperson wünschen würden: Für Frauen war eine Begleitperson hauptsächlich bei einer Untersuchung durch Männer wichtig. Die sexuelle Orientierung spielte für sie eine geringere Rolle. Männern war dagegen die sexuelle Orientierung wichtiger als das Geschlecht. Sie wünschten sich häufiger eine Begleitperson bei einer Untersuchung durch schwule Ärzte und lesbische Ärztinnen als bei einer Untersuchung durch heterosexuelle ÄrztInnen, unabhängig von deren Geschlecht.

In einer Befragung aus dem Jahr 1998 gaben von etwa 350 Männern und Frauen in Montreal, Kanada, zwölf Prozent an, sie würden es ablehnen, sich von ÄrztInnen behandeln zu lassen, die lesbisch oder schwul sind.[18] Als Gründe dafür nannten sie vor allem Zweifel an der fachlichen Kompetenz und ein Gefühl des Unwohlseins. Angst vor sexueller Belästigung wurde hingegen selten genannt.

Zusammenfassung

Die sehr begrenzten Daten aus den wenigen vorliegenden Studien zur Situation von lesbischen Ärztinnen zeigen ein widersprüchliches Bild: Auf der einen Seite gibt es Hinweise auf eine im Vergleich zu anderen gesellschaftlichen Bereichen möglicherweise geringere Toleranz und Akzeptanz gegenüber der lesbischen Lebensweise im Medizinbetrieb – zumindest in

17 Vgl. Lee R., Melhado T. u. a.: The Dilemma of Disclosure: Patient Perspectives on Gay and Lesbian Providers, Journal of General Internal Medicine 2008; 23: 124-7.

18 Vgl. Druzin P., Shrier I. u. a.: Discrimination Against Gay, Lesbian and Bisexual Family Physicians by Patients, CMAJ 1998; 158: 593-7.

einzelnen Ländern wie zum Beispiel Australien. Auf der anderen Seite sind in den USA Anzeichen für eine Entwicklung hin zu mehr Akzeptanz zu verzeichnen. Aber auch dort berichten in den aktuellsten Untersuchungen immer noch viele lesbische Ärztinnen (und schwule Ärzte) über Diskriminierungen, die sie selbst erfahren oder bei KollegInnen beobachtet haben.

Auch die Daten zur Einstellung von PatientInnen gegenüber lesbischen Ärztinnen sind uneinheitlich – bei einer nennenswerten Minderheit von PatientInnen müssen lesbische Medizinerinnen jedenfalls mit Intoleranz rechnen.

Viele der befragten lesbischen Ärztinnen sind schließlich in eigenen Berufsverbänden und Netzwerken aktiv. Dort finden sie Unterstützung für ihre Probleme im Berufsalltag und können sich für mehr Akzeptanz ihrer Lebensweise im Gesundheitsbereich sowie für eine Verbesserung der gesundheitlichen Versorgung lesbischer Patientinnen einsetzen.

Engagement zeichnet auch die Frauen aus, deren Lebenswege und Erfahrungen als lesbische Ärztinnen auf den kommenden Seiten erzählt werden – es sind die ersten Berichte lesbischer Ärztinnen aus Deutschland.

Literatur

Beaudreau J.: Discrimination Against Lesbian, Gay, Bisexual, and Transgender (LGBT) Individuals in Medicine: Results of a National Survey of LGBT Physicians, 2009.

Burke B.P., White J.C.: Wellbeing of Gay, Lesbian, and Bisexual Doctors, BMJ 2001; 322: 422-5.

Druzin P., Shrier I. u. a.: Discrimination Against Gay, Lesbian and Bisexual Family Physicians by Patients, CMAJ 1998; 158: 593-7.

Eggen B.: Gleichgeschlechtliche Lebensgemeinschaften ohne und mit Kindern: Soziale Strukturen und künftige Entwicklungen. In: Funcke D., Thorn P. (Hg.): Die gleichgeschlechtliche Familie mit Kindern. Transcript Verlag, Bielefeld 2010, S. 37-60.

Eliason M.J., Dibble S.L. u. a.: Lesbian, Gay, Bisexual, and Transgender (LGBT) Physi-cians' Experiences in the Workplace, Journal of Homosexuality 2011; 58: 1355-71.

Hanafi El Siofi M., Wolff G.: Gewalt- und Diskriminierungserfahrungen von lesbischen/bisexuellen Frauen und Trans*Menschen in der BRD und Europa – eine Studienübersicht. Stand: März 2012. *http://www.vlsp.de/system/files/GewaltDiskriminierung_von_lsb_FT.pdf* (Recherchedatum: 18.11.2012)

Hofmann R., Cserer A.: Lesben am Werk. Explorationsstudie zur Erwerbstätigkeit lesbischer Frauen in Österreich, im Auftrag der Queer Buisiness Women, 2009. *http://epub.wu.ac.at/2791/* (Recherchedatum: 15.12.2012)

Lee R., Melhado T. u. a.: The Dilemma of Disclosure: Patient Perspectives on Gay and Lesbian Providers, Journal of General Internal Medicine 2008; 23: 124-7.

McNair R.: Lesbian Doctors: The Personal Stories of a Professional Minority, Conference Paper 2007. *http://www.glhv.org.au/files/Lesbian doctors - the personal stories of a professional minority.pdf* (Recherchedatum: 14.12.2012)

Riordan D.C.: Interaction Strategies of Lesbian, Gay and Bisexual Healthcare Practitioners in the Clinical Examination of Patients: Qualitative Study, BMJ 2004; 328: 1227-9.

Rostad F., Long B.C.: Striving for Holistic Success: How Lesbians Come Out on Top. In: Clarke V., Peel E.: Out in Psychology. Lesbian, Gay, Trans and Queer Perspectives. John Wiley and Sons 2007, S. 311-30.

Rupp M. (Hg.): Die Lebenssituation von Kindern in gleichgeschlechtlichen Lebenspartnerschaften, Rechtstatsachenforschung, hg. vom Bundesministerium der Justiz 2009. *http://www.bmj.de/SharedDocs/Downloads/DE/pdfs/Forschungsbericht_Die_Lebenssituation_von_Kindern_in_gleichgeschlechtlichen_Lebenspartnerschaften.pdf?__blob=publicationFile* (Recherchedatum 14.12.2012)

Schatz B., O'Hanlan K.: Anti Gay Discrimination in Medicine. Results of a National Survey of Lesbian, Gay and Bisexual Physicians, GLMA 1994. *http://www.glma.org/_data/n_0001/resources/live/Discrimination_in_Medicine.pdf.*

Smith D.M., Matthews C.R.: Physicians' Attitudes Toward Homosexuality and HIV: Survey of a California Medical Society-Revisited, Journal of Homosexuality 2007; 52: 1-9.

Solomon S.E., Rothblum E.D. u. a.: Money, Housework, Sex, and Conflict: Same-Sex Couples in Civil Unions, Those Not in Civil Unions, and Heterosexual Married Siblings. Sex Roles: A Journal of Research 2005; 52: 561-75.

Zick A., Küpper B., Hövermann A.: Die Abwertung der Anderen. Eine europäische Zustandsbeschreibung zu Intoleranz, Vorurteilen und Diskriminierung. Friedrich-Ebert-Stiftung Forum Berlin 2011. *http://library.fes.de/pdf-files/do/07905-20110311.pdf* (Recherchedatum: 18.11.2012)

Biografische Berichte

Ursula, 46, Leitende Ärztin in der Gynäkologie
„Wer, wenn nicht wir Lesben?"

Ursula ist 46 Jahre alt. Die Gynäkologin arbeitet als Leitende Ärztin am Brustzentrum einer Klinik in Frankfurt am Main. Mit ihrer Partnerin Christine ist sie seit 25 Jahren zusammen, die beiden leben in einer schönen Frankfurter Altbauwohnung. Christine, ebenfalls Ärztin, ist habilitiert und hat eine Professur an der Universitätsklinik.

Als drittes von vier Kindern wuchs Ursula in einer gutbürgerlichen Familie in Osnabrück auf. Der Vater war Architekt, die Mutter Hausfrau. Sie hatte mit 18 Jahren, ohne Ausbildung, Ursulas Vater geheiratet, bald danach kam das erste Kind.

Berufswahl: Erzieherin oder Ärztin

Ärztin zu werden, ist nicht Ursulas erste Wahl. Sie jobbt in der Schulzeit gerne als Babysitterin und will beruflich auf jeden Fall mit Kindern zu tun haben. Sie denkt an Lehrerin oder Kindergärtnerin, aber nicht an Medizin.

Ihrer Mutter sind jedoch gesellschaftliche Anerkennung und Leistung sehr wichtig, und sie hat ehrgeizige Pläne für ihre Kinder. Sie drängt Ursula mit dem Argument zum Medizinstudium, sie könne ja Kinderärztin werden. Von zwei älteren Brüdern, die ebenfalls Medizin studieren, erhält Ursula erste Einblicke in das Studium. Einerseits findet sie es spannend, andererseits schreckt sie vor der vielen „Lernerei" zurück, mit der das Medizinstudium verbunden ist.

Schließlich gibt sie nach und bewirbt sich nach dem Abitur für einen Studienplatz in der Medizin. Dank ihrer hervorragenden Abitur-Noten bekommt sie sofort einen Platz in Frankfurt.

Studium und Berufseinstieg – von der Kinder- zur Frauenheilkunde

Im Verlauf des Studiums bestätigen sich Ursulas Befürchtungen, viel lernen zu müssen. Dazu hat sie weit weniger Lust als zur praktischen Arbeit mit PatientInnen. Sie verbringt ihre Zeit lieber auf der Intensivstation als hinter Chemie- und Physikbüchern. Aus Sorge, die erste große Zwischenprüfung nicht zu bestehen, in der viel theoretisches Grundlagenwissen abgefragt wird, bemüht sie sich um die Aufnahme in eine Arbeitsgruppe ehrgeiziger StudentInnen, die sie zum Lernen motivieren und unterstützen sollen. Die KommilitonInnen sind zwar zunächst nicht begeistert, eine „Schwächere" mitzuziehen, lassen sich aber von Ursula umstimmen. In der Gruppe lernt sie Christine kennen, mit der sie bis heute zusammen ist. Trotz und mit der neuen Liebe besteht sie, motiviert durch Christine und die Arbeitsgruppe, tatsächlich das Physikum.

Schon während des Studiums sammelt Ursula bei einer Famulatur Erfahrungen in der Kinderheilkunde. Dabei stellt sie fest, dass ihre Vorstellungen nicht der Wirklichkeit entsprechen. KinderärztInnen, so ihr Eindruck, haben hauptsächlich Kontakt zu Eltern, mit denen sie über die Krankheit und die Behandlung der Kinder sprechen. Der Umgang mit Kindern beschränkt sich überwiegend darauf, sie abzulenken und „auszutricksen", damit sie bei den Untersuchungen und Behandlungen mitmachen. Das missfällt ihr, und sie schaut sich in anderen Fachrichtungen um.

Bei einer Famulatur in der Gynäkologie wird ihr Interesse für dieses Fach geweckt. Bei der ersten Geburt, die sie miterleben darf, denkt sie: „Das ist es." Es berührt sie sehr, ein Paar in einer so intimen Situation begleiten zu können. Die Entscheidung für eine Facharztausbildung in der Gynäkologie ist gefallen.

Karriere an der Uniklinik

Ursulas Partnerin Christine hat von Anfang an das Ziel, in der Hochschulmedizin Karriere zu machen. Ihrem Einfluss ist es zu verdanken, dass auch Ursula zunächst eine Universitätslaufbahn plant. Weitere Unterstützung kommt von den beiden Brüdern, die inzwischen Ärzte geworden sind. Einer hat bereits eine leitende Stellung an der Universität inne, und die beiden Frauen können in seiner Abteilung promovieren.

Nach dem Studium bewirbt sich Ursula an der Universitätsklinik und bekommt dort eine Stelle in der Gynäkologie. Wie Christine hat sie das Ziel, zu habilitieren und sich auf eine Professur zu bewerben. Sie möchte eine Position erreichen, in der sie Einfluss auf die gesundheitliche Versorgung der Frauen in der Klinik nehmen kann. Aber auch jetzt zeigt sich, dass Ursula mehr Spaß an der praktischen Arbeit hat und ihr die Versorgung der Patientinnen mehr am Herzen liegt als die theoretische, wissenschaftliche Arbeit. Diese fällt ihr schwer und bedeutet für sie, „im dunklen Kämmerlein zu sitzen und mühevoll an Texten rumzubasteln". Trotzdem verfolgt sie ihr Ziel weiter, und es dauert lange, bis sie sich eingesteht, dass sie eine wissenschaftliche Karriere nur unter großen Mühen und mit viel Druck verwirklichen kann. Mithilfe eines Coachings ringt sie sich zu der Entscheidung durch, die Habilitation aufzugeben, und erarbeitet sich andere berufliche Ziele.

Auch fachlich orientiert sie sich noch einmal um. Die anfangs so spannende Arbeit im Kreißsaal empfindet sie auf Dauer als belastend und auslaugend. Sie beginnt, sich für die gynäkologische Onkologie zu interessieren. Hier kann sie die Patientinnen intensiv und über einen längeren Zeitraum begleiten. Es fällt ihr außerdem leicht, in Krisensituationen zu den Frauen eine vertrauensvolle Beziehung aufzubauen und sie umfassend zu betreuen. Dieser Kontakt zu den Patientinnen ist für ihre Arbeitszufriedenheit sehr wichtig.

Das Fach Onkologie ist zudem an sich sehr reizvoll. Seine Bedeutung in der universitären Medizin wächst Anfang der 1990er Jahre, es werden interdisziplinäre Arbeitsgruppen gegründet, um die Versorgung von Frauen mit Brustkrebs zu verbessern. Die Kooperation mit ÄrztInnen aus unterschiedlichen Fachrichtungen, die in solchen Arbeitsgruppen die Behandlungswege für einzelne Fälle diskutieren und erarbeiten, ist für Ursula anregend und spannend. Sie beteiligt sich intensiv an der Einführung neuer Behandlungsmethoden und dem Aufbau des Brustzentrums an der Universitätsklinik.

Trotz ihres großen Engagements muss sie jedoch nach dem Ende ihrer Weiterbildung und der Anerkennung als Fachärztin 1999 einige Jahre warten, bis sie Oberärztin am Brustzentrum wird, da immer wieder Kollegen bei der Besetzung leitender Positionen vorgezogen werden. Aber sie gibt nicht auf, 2002 mit nun 38 Jahren wird sie Oberärztin und drei Jahre später leitende Oberärztin des Brustzentrums.

Ohne eine Habilitation kann sie ihre Karriere an der Universität allerdings nicht fortsetzen. Nach sechs Jahren als Leiterin des Brustzentrums denkt Ursula daher erneut über berufliche Alternativen nach. Nachdem sie 18 Jahren lang an der Universitätsklinik tätig war, fällt es ihr sehr schwer, sich zu lösen. Sie genießt es, in dieser hoch anerkannten Klinik – „mit Vorbildfunktion" – sehr selbstständig arbeiten zu können. Trotzdem entscheidet sie sich schließlich für einen Wechsel. Sie sucht aktiv nach einer passenden Klinik, in der sie ihrer Qualifikation entsprechend arbeiten kann, und tritt selbst an einen Krankenhausträger heran, der ihr optimale Bedingungen bietet. Sie baut nun als Leitende Ärztin in der neuen Klinik ein Brustzentrum auf und strebt die Chefarzt-Position an.

Coming-out

Als sie sich im Gymnasium in ihre Mathe-Lehrerin verliebt, wird Ursula zum ersten Mal bewusst, dass sie sich für Frauen interessiert. Zunächst bleibt es allerdings bei einer Schwärmerei. Mit Anfang 20 verliebt sie sich erneut in eine Frau, Christine, und beginnt eine Beziehung mit ihr, die nun seit 25 Jahren besteht. Es folgt eine heiße Zeit, in der sie mit neuen und intensiven Gefühlen umgehen muss. Sie erlebt die erste große Liebe, gleichzeitig lernt sie gemeinsam mit Christine und bereitet sich auf das angstbesetzte Physikum vor.

Dass sie sich in eine Frau verliebt hat, empfindet Ursula nicht als Problem. Die starken Gefühle und die (körperliche) Anziehung sind überwältigend und stehen für sie im Mittelpunkt. Christine hingegen hat große Vorbehalte gegenüber einer lesbischen Beziehung und will nicht, dass andere davon erfahren. Sie führen zunächst eine sehr versteckte Beziehung. Das ist wiederum für Ursula schwierig, für die sich das Verheimlichen fremd anfühlt und die sich gerne mit ihrer Lebensweise zeigen möchte. Immer wieder drängt sie Christine, offener zu sein, und so werden schrittweise FreundInnen, die Familien und andere Menschen in ihrem Umfeld eingeweiht.

Schon im Studium finden Ursula und Christine den Kontakt zu *Charlotte e. V.* Die Begegnung mit anderen lesbischen Ärztinnen ermutigt

Christine mit der Zeit zu mehr Offenheit. Sie erlebt Ärztinnen, die offen lesbisch leben und trotzdem erfolgreich sind, berufliche Anerkennung genießen sowie Beruf und Liebesleben ohne innere Zerrissenheit vereinbaren können.

In ihrer Familie outet sich Ursula etwa ein Jahr nach Beginn ihrer Beziehung zu Christine, indem sie die Freundin mit nach Hause bringt. Die Mutter ist nicht gerade erfreut und äußert deutlich ihre Erwartung, dass Ursula heiratet und Kinder bekommt. Sie ist unglücklich darüber, dass es nun einen dunklen Punkt gibt, über den sie nicht mit anderen Menschen sprechen kann. Aus den Berichten über die Erfolge ihrer Kinder bezieht sie ansonsten Anerkennung in ihrem sozialen Umfeld. Als Ursulas Mutter Christine besser kennenlernt, akzeptiert sie zunehmend die Partnerin ihrer Tochter. Christines Ehrgeiz und Karrierestreben entsprechen ihrer eigenen Leistungsorientierung und lassen sie hoffen, Ursula würde davon beeinflusst.

Im Freundeskreis ist das Coming-out für Ursula einfach. Sie studiert und lebt in einer Großstadt, in der es Mitte der 1980er Jahre bereits eine Lesbenszene gibt und viele Orte, an denen sich Lesben offen zeigen können. Auch unter den MedizinstudentInnen sind offen lebende Lesben nichts Ungewöhnliches. Ursulas Studium fällt in eine politisch sehr aktive Zeit, mit Studentenstreiks, in der auch die Rechte von Frauen und Lesben thematisiert werden.

Allerdings reagiert wie ihre Mutter auch Ursulas beste Freundin negativ auf ihr Coming-out. Sie distanziert sich deutlich von Ursula und äußert immer wieder ihr Unverständnis darüber, dass Ursula nicht mehr mit Männern zusammen sein will. Ursula muss sich viel mit ihr auseinandersetzen und kämpft lange darum, von der Freundin mit ihrer Lebensweise akzeptiert zu werden.

Outen im beruflichen Umfeld durch offene Herzlichkeit

Im beruflichen Umfeld ist Ursula von Anfang an sehr offen und spricht über ihre Beziehung. Ihr ist wichtig, dass sie bei der Arbeit keine Geschichten erfinden muss, wenn sie zum Beispiel von ihren Aktivitäten am Wochenende erzählt. In der Uniklinik ist allgemein bekannt, dass Christine, die dort in einer anderen Abteilung arbeitet, ihre Partnerin ist. Zu ihren Beziehungsjubiläen lädt Ursula neben FreundInnen und Familie auch KollegInnen und Vorgesetzte ein und macht auch dadurch ihre Lebensweise sehr öffentlich. „Da kann sich jeder selber entscheiden, ob er kommt oder nicht. Aber es ist dann einfach klar."

Auch an ihrem neuen Arbeitsplatz macht sie ihre Lebensweise früh bekannt. KollegInnen und Vorgesetzte aus dem beruflichen Umfeld werden neben FreundInnen und Familie zu einem privaten Fest eingeladen. Diese Art des Coming-out ist ihr angenehmer, als sich einzelnen zu erklären. Sie will nicht zu jedem sagen müssen: „Ich bin die neue Leiterin und außerdem lebe ich in einer Frauenbeziehung."

Ursula nutzt die Strategie der „offensiven Offenheit" und bietet ihren KollegInnen die Möglichkeit, „mal in die Wohnung zu gucken und ihre Partnerin zu sehen". Damit gibt sie wenig Anlass zu Gerede. Einige Leute kommen wahrscheinlich nicht, aber die anderen kann sie mit ihrer Offenheit für sich einnehmen. So plaudert Christine auf der Party locker und per selbstverständlichem „Du" mit dem Chefarzt der Chirurgie. Erst nach dem Fest erklärt Ursula ihrer Freundin, wen sie da geduzt hat: „Weißt du eigentlich, wer das war?"

Manchmal ist Ursula dennoch überrascht, wenn Mitarbeiterinnen mit ihrer Lebensweise zwanglos und sehr offen umgehen, die Sekretärin ihr etwa ganz selbstverständlich mitteilt, ihre Partnerin habe angerufen, oder wenn KollegInnen vor einer beruflichen Veranstaltung fragen, ob Christine auch daran teilnehmen wird. Solche Momente sind aber eher die Ausnahme, die meisten KollegInnen sprechen sie nicht so offen auf ihre Lebensweise an.

Negative Reaktionen hat Ursula im beruflichen Umfeld nicht bemerkt. Sie bringt das damit in Verbindung, dass sie selbst sehr freundlich auf KollegInnen zugeht und mit ihrer Arbeit sehr anerkannt ist. Auch in Bezug auf ihre Karriere sieht Ursula keine Behinderungen durch ihre lesbische Lebensweise.

Unterstützung für die Karriere durch Partnerin und Familie

Ursula hat ihre Karrierepläne sehr zielstrebig verfolgt. Zwar hat sie nicht die zunächst angestrebte Professur, aber eine leitende Position in einer Klinik erreicht. Die Partnerschaft mit einer sehr karriereorientierten Frau hat sie darin sehr unterstützt. Christine und sie planten schon während des Studiums ihre ehrgeizige Laufbahn gemeinsam, bis heute haben Beruf und Karriere einen sehr hohen Stellenwert für sie und sie investieren dafür einen Großteil ihrer Zeit und Energie. Auch von der Familie kam viel Rückhalt: Wohlwollen und Anerkennung von den Eltern, Rat und praktischer Beistand von den älteren Brüdern.

Ursula und Christine streben beide nach Positionen mit Macht und Einfluss. Reizvoll daran finden sie, „mitmischen zu können und gesehen zu werden". Ursula geht es aber nicht nur um Erfolg und Anerkennung. Sie sieht es auch als Lebensaufgabe, die medizinische Versorgung für Frauen zu verbessern, und möchte ihren Einfluss in einer leitenden Position dafür nutzen.

Dass sie als Lesbe keine Familie und Kinder hat, lässt ihr den Freiraum, sich mit ihrer ganzen Energie der Arbeit und Karriere zu widmen. Zwar haben Ursula und Christine vor einigen Jahren über eigene Kinder nachgedacht und Christine versuchte, schwanger zu werden. Es klappte jedoch nicht, und so steht für beide die berufliche Karriere nach wie vor im Vordergrund. Ursula fühlt sich dabei als Vorreiterin und Vorbild für andere Frauen: „Wenn nicht wir Lesben das schaffen, wer sonst?"

Manchmal fühlt sie sich auch sehr unter Druck und wie ein Hamster im Rad. Dann sagt sie sich: „Okay, andere haben ihre Aufgaben, diese Arbeit ist deine Aufgabe." Mit der Zeit musste sie aber auch lernen, darauf zu achten, was sie tatsächlich für ihre Arbeitszufriedenheit braucht und wo nur Prestige und Anerkennung locken. Bei solchen Entscheidungen hört sie inzwischen mehr auf ihre innere Stimme. So hat sie sich gegen einen Chefärztinnen-Posten in einer großen und renommierten Klinik entschieden, bei dem die Leitungsaufgaben ihr keine Zeit für die Versorgung von Patientinnen gelassen hätten. Die Chefarzt-Position in ihrer Klinik, die sie derzeit anstrebt, ist für sie passender. Sie hat ein überschaubares

Team und überschaubare Leitungsaufgaben, genug Einfluss und Gestaltungsmöglichkeiten, aber auch noch Zeit, Patientinnen zu betreuen.

Netzwerke – zwischen *Charlotte e.V.*
und der „Geburtshülflichen Gesellschaft"

Die Begegnungen mit Kolleginnen im Netzwerk lesbischer Ärztinnen hatten Einfluss auf Ursulas berufliche Entwicklung. Mit Christine besuchte sie schon während des Studiums die Treffen von *Charlotte e.V.*, wo sie sich mit ihrer Rolle als Lesbe und Ärztin beschäftigen konnte. Einerseits wurde sie sich dabei ihrer Außenseiterposition als Lesbe in der Medizin bewusst, andererseits sah sie an den Vorbildern anderer Ärztinnen ihre Möglichkeiten als gut ausgebildete Frau und Ärztin.

Die Atmosphäre in den Seminaren und die Frauen, die ihr dort begegneten, haben sie deutlich geprägt. Sie lernte dort, achtsam mit sich umzugehen und gleichzeitig den Patientinnen mit Achtung und Respekt zu begegnen. Für Ursula hat es einen hohen Stellenwert, die individuellen Vorstellungen der Patientinnen in der Auseinandersetzung mit ihrer Krankheit zu hören und ihre Wünsche zu respektieren. Diese Grundhaltung möchte sie auch in ihrem Berufsalltag mehr verbreiten. Hier erlebt sie, dass der empathische Umgang mit Patientinnen rasch in der Klinikroutine untergeht, wenn sie ihn nicht immer wieder „wie eine Spielregel" anmahnt.

Außer bei *Charlotte e.V.* ist Ursula in einigen weiteren Ärztinnen-Netzwerken aktiv, die sich für die Verbesserung der Versorgung von Frauen mit Brustkrebs engagieren. Zudem ist sie eine der wenigen Frauen im Vorstand einer sehr traditionsreichen, männerdominierten und konservativen gynäkologischen Fachgesellschaft. In diesem Umfeld empfindet sie sich als sehr zurückhaltend. Sie fühlt sich oft unsicher, meint, nichts Wichtiges zu sagen zu haben, und meldet sich bei den Sitzungen selten zu Wort. Eigentlich möchte sie sich aber mehr äußern und ihre Sichtweisen einbringen und übt deshalb, vor einer großen Gruppe zu sprechen. Durch ihre berufliche Position ist sie in der Fachgesellschaft jedoch anerkannt und hat es geschafft, als erste Frau in den Vorstand gewählt zu werden. Nun überlegt sie, ob sie im nächsten Jahr den Vorsitz im Vorstand übernehmen will.

Auch in dieser Fachgesellschaft ist ihre lesbische Lebensweise bekannt. Allerdings spricht Ursula hier lesbische Themen nicht offensiv an – zum Beispiel die Verbesserung der gesundheitlichen Versorgung von Lesben. „Da habe ich mich bisher noch gar nicht vorgewagt", erzählt sie.

Zufriedenheit mit beruflicher Position und Work-Life-Balance

Mit ihrer beruflichen Situation ist Ursula sehr zufrieden. Nur den wirtschaftlichen Druck, der in der Leitungsposition auf ihr lastet, und Konflikte mit KollegInnen aus der Pflege erlebt sie als schwierig. Für ihre Führungsaufgaben muss sie noch lernen, besser im Team zu kommunizieren und MitarbeiterInnen zu motivieren. Dafür leistet sie sich regelmäßig Coaching-Sitzungen.

Neben der Arbeit ist Ursula wichtig, genügend gemeinsame Zeit mit Christine zu haben, aber auch für sich und die eigene Erholung. Ursula genießt ihre Freizeit und unternimmt viel. Sie pflegt ein Netz von guten Freundinnen, einen bunten Kreis, überwiegend Lesben in unterschiedlichen Berufen. Die meisten arbeiten ebenfalls sehr viel und haben Verständnis dafür, wenn sie sich bemüht, schon um acht Uhr abends nach Hause zu kommen und nicht erst um halb zehn. Mit ihnen trifft sie sich regelmäßig, oft gemeinsam mit Christine. Daneben ist sie sportlich aktiv und nimmt zum Beispiel an Langstreckenläufen teil.

Das Leben soll sich schließlich nicht nur um Arbeit und Karriere drehen.

Sina, 33, Assistenzärztin Unfallchirurgie
„Ich bin zwar anders als andere, aber das ist okay."

Sina ist 33 Jahre alt. Sie arbeitet derzeit als Assistenzärztin in der unfall-chirurgischen Abteilung eines Krankenhauses in Norddeutschland.

Groß geworden ist sie als Einzelkind. Ihre Mutter ist Grundschullehrerin, der Vater Diplom-Ingenieur.

Von der Tierärztin zur „richtigen" Ärztin

Sinas Berufswunsch lautet schon immer, Ärztin zu sein. Für andere Dinge findet sie sich nicht so begabt: „Kunst oder Politik oder so richtig mathematische und physikalische Sachen, das hätte ich nicht gekonnt." Allerdings will sie als Mädchen zunächst Tierärztin werden. Erst kurz vor dem Abitur bringen neue Überlegungen diesen Plan ins Wanken.

Sie will später in der Entwicklungshilfe arbeiten, zum Beispiel für „Ärzte ohne Grenzen". Außerdem hält sie es für verschwendete Energie, dass vieles, was sie im Veterinärmedizinstudium lernen kann, bei Tieren aus Kostengründen gar nicht angewendet wird, weil, wie sie sagt, Tiere in unserer Gesellschaft keinen großen Wert haben oder nur gesund werden sollen, um danach getötet und gegessen zu werden. Außerdem stört Sina, dass der Beruf der Tierärztin gesellschaftlich weniger anerkannt ist: „Ich bin überhaupt kein Prestigejäger, aber zu hören: ‚Oh, wie süß, du bist Tierärztin', im Gegensatz zu ‚Ooooh, du bist Ärztin', diesen Unterschied habe ich immer schon gespürt." Sie wägt ab und entscheidet sich für das Studium der Humanmedizin.

Coming-out und Szene-Leben

Ihr Coming-out hat Sina mit 15. Sie verliebt sich in die Spanierin Martha, die im Rahmen eines SchülerInnenaustauschs nach Bremen gekommen ist. Nachdem Martha wieder weg ist, sehnt sie sich intensiv nach ihr, der Liebeskummer wird immer größer. Irgendwann hält sie es nicht mehr aus und sagt zu ihrer Mutter: „Ich glaube, ich hab´ mich total in Martha verliebt." Die Mutter nimmt es hin. Dass Sina lesbisch ist, ist in der Familie

50

nie ein Drama – obwohl sie bis heute spürt, dass von ihren Eltern heterosexuelle Beziehungen ernster genommen und als bedeutsamer eingestuft
werden. Dennoch lautet das elterliche Motto: „Hauptsache, du bist glücklich!" Und das, findet Sina, ist schon viel mehr, als in anderen Familien
möglich ist. Insofern ist sie mit der Haltung ihrer Eltern zufrieden.

Ihr weiteres Coming-out verläuft ziemlich unspektakulär: FreundInnen werden nach und nach eingeweiht, MitschülerInnen und LehrerIn-
nen bekommen es nebenbei mit. Konkrete Anfeindungen gibt es keine,
im Gegenteil: „Ich hatte das Glück, genau in dem Moment offen lesbisch
und sex-positiv zu leben, als es in Mode kam, anders zu sein, und jeder
Angst davor hatte, als langweilig-normal und spröde wahrgenommen zu
werden."

Es ist Mitte der Neunziger Jahre, in Bremen existieren eine schwul-
lesbische Jugendgruppe, eine Junglesbengruppe sowie Bi- und Lesben-
gruppen, es gibt bundesweite Treffen und Sommercamps, die Sina allesamt „wie die Raupe Nimmersatt" ausgiebig frequentiert. „Der Kontakt
mit diesen unterschiedlichen Menschen aller Altersgruppen hat mich in
meiner Selbstfindung unglaublich weitergebracht. Aber all diese Angebote
und Möglichkeiten haben mich auch ganz schön auf Trab gehalten, nichts
zu verpassen, alles wahrzunehmen. Da war ein starker Sog in die Szene, der
die Konzentration aufs Studium hätte gefährlich beeinträchtigen können."
So wählt sie bewusst Hannover als Studienstadt und nicht Berlin. Bis dort
sind es mit dem Zug aber nur zwei Stunden, ein guter Kompromiss.

Im Studium „der bunte Hund"

Im Studium ist Sina ein bisschen der bekannte „bunte Hund". Sie ist
beliebt, weil anders als die übrigen Medizinstudentinnen. Diese sind
„unsportlich, dünn, mit langen Haaren und Pferdeschwanz". Gleich im
ersten Semester lernt sie ihre damalige Freundin Carolina kennen, die
diesem Bild der typischen Medizinstudentin ebenfalls nicht entspricht.
Zusammen werden sie rasch als „das Lesbenpaar" bekannt. Carolina, für
die es die erste lesbische Beziehung ist, hat anfangs Probleme mit der
Offenheit. Sina ist zu diesem Zeitpunkt bereits einige Jahre out und hat

damit nie schlechte Erfahrungen gemacht. Es dauert einige Zeit, bis ihre Freundin im Hörsaal die Hand nicht mehr wegzieht. Beide werden als lesbische Studentinnen und auch als Paar akzeptiert, „wir mussten nie eine schlechte Behandlung von Dozenten, Mitstudenten oder anderen erleben, das war völlig entspannt", erzählt Sina.

Die Beziehung zu Carolina trägt und stabilisiert sie in den ersten Studiensemestern sehr. Die Freundin unterstützt sie beim Studieren und auch bei der Vorbereitung auf die erste große Prüfung, das Physikum. Als es dann später, kurz vor dem ersten Staatsexamen, zur Trennung kommt und Carolina eine neue Partnerin unter den Studentinnen desselben Semesters findet, leidet Sina sehr. Sie kann sich nicht mehr auf die Prüfungsvorbereitung konzentrieren und verschiebt die Prüfung um ein halbes Jahr, um das neue Paar nicht mehr hautnah miterleben zu müssen.

Berufseinstieg – Suche nach Balance zwischen Arbeit und Privatleben

Nach dem Studium, bei der Wahl des Fachgebiets, spielen Sinas Partnerinnen und andere Freundinnen immer eine wichtige Rolle. Bereits während sie studiert, kommt sie mit *Charlotte e.V.* in Kontakt. Die vielen Gynäkologinnen im Netzwerk bestärken sie in ihrer Entscheidung, als Assistenzärztin in der Frauenheilkunde zu beginnen: „Ich möchte behaupten, dass die Flut von glücklich lebenden lesbischen Gynäkologinnen im Netzwerk mich darin bestätigt hat, dass das ein Weg ist, den man gut gehen kann." Allerdings macht sie in diesem Fach zunächst keine guten Erfahrungen. Ihre erste Stelle bekommt sie in einem kirchlichen, sehr traditionsverbundenen und konservativen Krankenhaus in Norddeutschland. An diesem Ort traut sich Sina zum ersten Mal nicht, ihre lesbische Lebensweise offen anzusprechen.

Während dieser Zeit lebt sie in einer Partnerschaft mit einer Anästhesistin. Ulla ist deutlich älter und schon lange Fachärztin. Diese Beziehung trägt Sina während des anstrengenden Berufseinstiegs und verschafft ihr in den wenigen Stunden verbleibender Freizeit Lebensqualität: „Dass ich einfach aus dem Krankenhaus kommen konnte und da war eine, die für mich gekocht hat und zu der ich mich ins Bett legen konnte, die mich umkuschelt hat – das hat mich sehr gehalten."

Bei Ulla erlebt Sina, dass es auch andere Arbeitsbedingungen für Ärztinnen gibt, mit geregelten Arbeitszeiten und nur wenigen Überstunden. Nachdem sie die „glücklichen" Gynäkologinnen bei *Charlotte e.V.* in Richtung Gynäkologie beeinflusst hatten, entscheidet sie sich aufgrund Ullas Erfahrungen nun dazu, in die Anästhesie zu wechseln. Den Ausschlag geben vor allem die untragbaren Arbeitsbedingungen in der gynäkologischen Abteilung des konservativ-christlichen Krankenhauses. „Sonst wäre ich inzwischen Fachärztin für Gynäkologie."

Sina findet eine Stelle in der Anästhesie an einem großen Klinikum in Bremen, die ihr gut gefällt. Die Arbeit entspricht ihren Vorstellungen, sie lässt ihr genug Zeit, sich intensiv ihrem sozialen Leben – dem Liebesleben und ihren sportlichen Ambitionen – zu widmen. Sina genießt das ausgiebig, bis sie eines Tages feststellt, dass ihr berufliches Engagement und ihre fachliche Weiterbildung auf der Strecke geblieben sind. Ihre Arbeit empfindet sie deshalb zunehmend als unbefriedigend und fühlt sich „als Ärztin nicht mehr richtig gut". Nach vier Jahren als Assistenzärztin in der Anästhesie hat sie zwar praktisch einiges gelernt, ist aber in ihrer theoretischen Weiterbildung auf dem Weg zur Fachärztin nur wenig vorangekommen.

Auch in ihrem Privatleben fühlt sich Sina zu dieser Zeit nicht mehr wohl. Sie sieht sich in zu viele Bindungen verstrickt und kommt sich vor „wie eine Gärtnerin, die immer alle Blumen gießt und nicht mehr hinterher kommt. Und alles welkt, und ich kann die schönen Blüten nicht mehr genießen". Ihre Stimmung bezeichnet sie als „mini Pre-Midlife-Crisis". Sie will nur noch „alles verändern, wegschmeißen und sich befreien" und zieht Konsequenzen. Mit dem Plan, eine Weltreise zu machen, kündigt Sina die Stelle in der Anästhesie.

Vor der Weltreise geht sie den Jakobsweg, allein, auch um herauszufinden, ob sie auf sich gestellt, ohne ein Umfeld von Menschen, die sie lieben und begehren, bestehen kann. Das Unterfangen gelingt, Sina ruht wieder mehr in sich. Außerdem kommt sie mit der Erkenntnis zurück, dass Karriere nicht ihr Lebensziel ist und Freundschaften und Liebschaften zu anderen Menschen für sie Priorität haben. „Ich bin so, und das ist nicht schlimm, solange ich es im Griff habe."

Der Plan, die Welt zu bereisen, tritt nun in den Hintergrund – zumal sie sich neu verliebt hat. So bewirbt sie sich stattdessen erfolgreich um eine Stelle in der Unfallchirurgie an einem kleineren Krankenhaus, die sie zum Zeitpunkt unseres Gesprächs gerade angetreten hat. Sie betrachtet diesen Arbeitsplatz als Provisorium, nicht als endgültige Wahl der Fachrichtung. Sie findet es gut, Erfahrungen in der Chirurgie zu sammeln, um für eine spätere Mitarbeit in der Entwicklungshilfe gerüstet zu sein. Dafür nimmt sie noch einmal einen Neubeginn mit großer Arbeitsbelastung in Kauf. Nach sechs Wochen fühlt sie sich in dem neuen Fachgebiet immer noch regelmäßig überfordert. Gleichwohl gefällt ihr das berufliche Umfeld, sie fühlt sich trotz fehlender Fachkenntnisse willkommen und wertgeschätzt. Es macht ihr Spaß, PatientInnen wieder von der Aufnahme bis zur Entlassung begleiten zu können. Sie freut sich, dass sie von ihnen als Ärztin wahrgenommen wird und auch mal ein Dankeschön bekommt. In der Anästhesie war das nur selten möglich.

Die Weltreise hat sie übrigens noch nicht abgeschrieben – in spätestens zwei Jahren soll es wirklich losgehen. Dann ist sie Mitte Dreißig und möchte sich nach ihrer Rückkehr endgültig für eine Fachrichtung entscheiden.

Offenheit im beruflichen Umfeld

Nach der selbstverständlichen Offenheit in der Schulzeit und im Studium traut sich Sina in der sehr konservativen kleinstädtischen gynäkologischen Abteilung zum ersten Mal nicht, frei über ihr Privatleben zu erzählen. „Ich habe mich nicht versteckt als Lesbe, habe es aber auch nicht kommuniziert. Ich glaube nicht, dass ich dort wirklich out war, obwohl ich mich nie als Hetera verkleidet habe. Aber die Aussage, ‚Ich bin lesbisch', wäre bestimmt nicht gut angekommen."

Aus dieser Zeit stammt eine skurrile Geschichte: Beim Mittagessen in der Kantine erspäht Sinas damalige Oberärztin ein Fleckchen nackten Bauchs unter dem offenen Kittel einer Medizinstudentin und empört sich darüber. Immer wieder schaut sie zu der besagten Studentin. Diese weicht den Blicken jedoch nicht aus, sondern schaut zurück. Als die Oberärztin sich echauffiert, „Was guckt die so?", antwortet Sina: „Vielleicht flirtet sie mit Ihnen?" Die Oberärztin explodiert: „Waas? Lesbische Gynäkologinnen, das gibt's doch gar nicht! Das wäre ja wie ein schwuler Stabsarzt bei der Bundeswehr!" Sina schweigt dazu. Ihr kommen die vielen Gynäkologinnen im Netzwerk lesbischer Ärztinnen in den Sinn, die nicht unwesentlich dazu beigetragen haben, dass sie jetzt hier sitzt, und sie denkt: „Wenn die Oberärztin wüsste …"

Als Assistenzärztin in der Anästhesie macht Sina ganz andere Erfahrungen. Sie arbeitet in einer großen Klinik in Bremen mit vielen offen lesbischen und schwulen MitarbeiterInnen in allen Berufsgruppen, einer richtigen schwul-lesbischen Community. Hier kann sie problemlos out sein und sie genießt das schöne Gefühl des Zusammenhalts als „Familie". Auf den Stationen werden viele private Gespräche geführt. Mit der Zeit hat Sina Sorge, zu viel Persönliches von sich preiszugeben und vielleicht zum Zentrum von Klatsch und Tratsch zu werden. Weder möchte sie „die beste Freundin aller Kolleginnen werden, die im Nachtdienst aus dem Nähkästchen plaudert" noch sich „zu den Regenbogenseiten der Schwesternschaft" machen.

Während sie sich als Lesbe nie diskriminiert fühlte, hat Sina den Eindruck, dass ihre nicht monogame, polyamouröse Lebensweise wenig akzeptiert und sie mitunter deswegen seltsam angesehen wird. Zwar erlebt sie keine abwertenden oder negativen Reaktionen, befürchtet aber, es könnte schlecht über sie geredet werden und in der Folge könne man ihr mit weniger Respekt begegnen. Deshalb entscheidet sie sich, nicht mehr so viel aus ihrem Privatleben zu erzählen: „Ich glaube, ich habe rechtzeitig die Notbremse gezogen."

Erfahrungen mit PatientInnen

Gegenüber PatientInnen hat Sina nur in der Gynäkologie das Gefühl, dass ihre Lebensweise eine Rolle spielt. Während der Arbeit denkt sie öfter: „Gut, dass die Patientin das nicht weiß." Sie geht davon aus, dass die intime Situation der gynäkologischen Untersuchung für die Patientinnen unangenehm sein könnte, wenn eine potenziell sexuelle Komponente mit im Spiel wäre. Andererseits stellt sie fest, dass sich viele Frauen auch nicht scheuen, zu einem männlichen Gynäkologen zu gehen. Jedenfalls ist Sina in der Gynäkologie „ein bisschen weniger offen", um die Situation für die Patientinnen neutral zu halten. Im Übrigen halten sie besonders ältere PatientInnen öfter für einen jungen Mann, zum Beispiel einen Krankenpflegeschüler. Sina ist relativ klein, wirkt sehr sportlich und hat kurze Haare.

Bei homosexuellen PatientInnen gibt es manchmal den Moment des gegenseitigen Erkennens und Zuzwinkerns. Das empfindet Sina als sehr angenehm und schön, leider kommt es nur selten vor. In der Gynäkologie des konservativen Krankenhauses hat sie keine Patientin bewusst als lesbisch wahrgenommen. In der Anästhesie, vor allem auf der Intensivstation, sind die Menschen meist sehr alt und krank, oft können sie kaum sprechen. Da spielt die sexuelle Orientierung in der Regel keine Rolle.

Einmal hat Sina aber die besondere berufliche Freude, einen transsexuellen Patienten nach einer Operation zu begleiten. Als ihre KollegInnen deutlich unsicher reagieren, übernimmt sie und kümmert sich intensiv um den Patienten. Sie kann ihm die Sicherheit geben, von ihr akzeptiert zu werden, und die Beruhigung, dass mit ihr eine Person auf der Station ist, die etwas über Transsexualität weiß. In dieser Situation ist sie genau die Richtige, zur rechten Zeit, am rechten Ort.

Lebensweise und Berufswahl

Für ihren Beruf als Ärztin empfindet Sina ihre lesbische Lebensweise als eher förderlich. Da die Gründung einer eigenen Familie für sie keine Perspektive darstellt, ist es ihr besonders wichtig, einen rundum stimmigen Beruf zu haben – einen, der sie ein Leben lang begleitet und den sie mit ihrer ganzen Energie ausfüllen kann. Als heterosexuell lebende Ärztin müsste sie sich Gedanken machen, ob und wie sie den Beruf mit Familie und Kindern vereinbaren kann. Möglicherweise hätte sie auch Torschlusspanik, rechtzeitig vor Ende ihrer Fruchtbarkeit eine stabile Partnerschaft zu finden, und wäre dann nicht so flexibel bei der Wahl ihrer Stellen. „Als

Lesbe habe ich große Ruhe, zu jedem Zeitpunkt, in jedem Lebensalter, auf dem Beziehungsmarkt immer noch gut aufgestellt zu sein."

„Zusatzqualifikation" Lesbe auf dem Arbeitsmarkt

Als Lesbe sieht sich Sina auch für den Arbeitsmarkt besonders geeignet, sie denkt inzwischen, dass lesbische Angestellte in den Kliniken besonders beliebt sein müssten, weil sie seltener schwanger werden. In Bewerbungsgesprächen versteckt sie sich nicht, sondern zeigt sich offen „anders" mit ihren kurzen roten Haaren und dem Ohrring in nur einem Ohr. Sie bezeichnet das sichtbar zur Schau gestellte lesbische Leben augenzwinkernd als „fast schon eine Zusatzqualifikation". Ihrem Chef verspricht sie, innerhalb der nächsten fünf Jahre garantiert nicht schwanger zu werden, als der gerade über die vielen schwangeren Mitarbeiterinnen stöhnt, und kokettiert so mit ihrer lesbischen Lebensweise.

Von ihren KollegInnen fühlt sich Sina rundum akzeptiert. Sie sieht aber, dass ihre Offenheit ohne große Angst vor Diskriminierung zum Teil auch durch den ÄrztInnenmangel ermöglicht wird. Die Kliniken haben große Probleme, freie Stellen zu besetzen – Sina hat dies sehr wohl realisiert und mit einkalkuliert. Ihre aktuelle Stelle hat sie ohne fachliche Vorerfahrungen bekommen und obwohl sie sich wenig Mühe machte, sich positiv zu präsentieren. Es stellte sich heraus, dass sie die einzige Bewerberin ist: „Außer mir wollte da anscheinend keiner arbeiten." Diese Situation lässt ihr deutlich mehr Freiheiten, sie ist froh, sich in Kleidung und Frisur wenig anpassen zu müssen, um als Ärztin arbeiten zu können. Da haben ihre Kolleginnen zehn Jahre zuvor ganz andere Erfahrungen gemacht.

Unterstützung durch Netzwerke, Familie und FreundInnen

Seit ihrer Jugend findet Sina in verschiedenen Netzwerken Bestärkung, ihr Leben offen zu leben und sich nicht zu verbiegen. *Charlotte e.V.* entdeckt sie während ihres Studiums. Es tut ihr gut, zu wissen, dass es so viele lesbische Ärztinnen gibt. Ein Großteil der Ärztinnen des Netzwerks ist beruflich sehr engagiert, einige haben Positionen mit viel Verantwortung.

Sie sind wichtige Vorbilder für Sina, da in ihrem Freundeskreis nur wenige in Vollzeit tätig sind. Ihre Freundinnen arbeiten eher in linken politischen Projekten und haben einen völlig anderen Lebensstil. Sina hat lange Sorge, wie sie das Leben in der links alternativen Szene mit ihrem eher konservativen Bild von einer Ärztin vereinbaren kann: „Ich hatte die irrige Vorstellung, ich müsste lange blonde Haare und Perlenohrringe haben, um Gynäkologin sein zu dürfen." Diese Vorstellungen werden im Umfeld von *Charlotte e.V.* korrigiert: „Alle kriegen es hin, ihr Leben auch abseits von heteronormativen Lebensläufen zu leben", erkennt Sina.

Die unterschiedlichen Berufswege der Ärztinnen geben ihr außerdem auch angesichts der vielen Brüche in ihrer beruflichen Laufbahn etwas Ruhe und Gelassenheit. Auch mit Mitte dreißig ist es offenbar noch möglich, sich neu zu orientieren und erfolgreich die Richtung zu ändern.

Noch bevor sie zu *Charlotte e.V.* findet, engagiert sich Sina in Netzwerken, die sie in ihrer nicht heterosexuellen Lebensform unterstützen, etwa BINE, dem Netzwerk für Bisexuelle, wo sie „das Küken" ist. BINE vermittelt ihr einen sehr weiten Horizont für das große Spektrum unterschiedlicher Lebensformen und Beziehungsmodelle. Später kommt sie in Kontakt mit den Polyschlampen, einem Netzwerk von Menschen mit polyamourösen und nicht monogamen Lebensformen jeglicher Variation. In beiden Netzwerken bekommt Sina die Sicherheit, „dass ich zwar der bunte Außenseiter bin, aber nicht das schwarze Schaf. Ich bin zwar anders als andere, aber das ist okay." Das Wissen, eine große Gruppe von Menschen zu haben, die hinter ihr stehen und ähnlich sind wie sie selber, stützt Sina auch im Beruf und hilft ihr, sich nicht einschüchtern zu lassen.

Als widersprüchlich empfindet Sina die Unterstützung durch ihre Herkunftsfamilie. Die Mutter unterrichtet in einer Grundschule, Sina sieht sich als „typisches Lehrerkind". Die Erwartungen ihrer Mutter sind groß, sie wird „gepusht, hoch hinauszugehen". Entsprechend fühlt sie sich mit ihren Vorstellungen von Beruf und Leben „immer nur so halb angenommen". Die abgebrochene Doktorarbeit beispielsweise ist für ihre Mutter ein Drama und die Idee, die berufliche Karriere für eine lange Weltreise zu unterbrechen, ein Irrweg. Andererseits fehlen Sina für ihr Selbstbild als Ärztin Vorbilder. Für eine ordentliche Karriere hätte ihr ein „role model" in der Familie gut getan. Trotz der Unstimmigkeiten ist Sina sich aber bewusst, dass ihre Familie im Grunde genommen zu ihr steht: „Meine Eltern haben mich nie rausgeschmissen, mir nie richtig Stress gemacht. Ich weiß, wenn etwas ist, sind sie immer da."

Und sie hat sich eine Art Wahlfamilie im FreundInnenkreis gesucht. Ihre Beziehungen zu Frauen und ihr Privatleben sind ihr äußerst wichtig und stabilisieren sie.

Zufriedenheit mit der aktuellen beruflichen Situation

Mit ihrer derzeitigen Berufssituation ist Sina nur mäßig zufrieden. Zu viel ist neu: die Stelle selbst und besonders das noch fremde Fachgebiet. Sie fühlt sich noch nicht gut eingearbeitet, ist regelmäßig überfordert. Immerhin sind die KollegInnen und Vorgesetzten nett, sie fühlt sich wertgeschätzt und willkommen.

Für die Zukunft sucht Sina nach einem medizinischen Berufsfeld, das ihr ausreichend Freizeit lässt und sie gleichzeitig als Ärztin erfüllt. Sie möchte keine „echte Karriere" anstreben, keine Oberarztposition und wahrscheinlich auch keine eigene Praxis, weil „das einen so unflexibel macht, was den Wohnort angeht".

Gerne würde sie in Berlin leben. Sie stellt sich vor, dort in einer Praxis als angestellte Ärztin zu arbeiten, etwa in der Allgemeinmedizin, vielleicht mit einem HIV-Schwerpunkt. Aber das ist alles noch nicht klar, da sie sich zum Zeitpunkt des Interviews „mitten in der Desorientierungsphase" befindet. Auch die Gynäkologie ist als Fach noch nicht ausgereizt, denn Sina arbeitet gerne mit Frauen. Außerdem sieht sie bei sich – vielleicht gerade vor dem Hintergrund ihrer lesbisch-polyamourösen Lebensweise – eine besondere Eignung, Patientinnen bei ihren intimen Fragen und Problemen vorurteils- und vorwurfsfrei zur Seite zu stehen und zu ihnen ein Vertrauensverhältnis aufzubauen. Eine weitere Verlockung des Fachs ist die kleine operative Seite und die Vielfältigkeit: „Da ich wahrscheinlich selber kein eigenes Baby kriegen werde, habe ich die Geburten und die Neugeborenen immer ganz besonders genossen."

Dass sie sich in den vergangenen Jahren mehr mit dem Privatleben beschäftigt hat als mit ihrer beruflichen Qualifikation, möchte Sina jetzt ändern. Ihr Ziel ist es, sich wieder mehr um ihre langfristige berufliche Entwicklung zu kümmern und darin Zufriedenheit zu erreichen. Wie das konkret aussehen kann, werden die nächsten Jahre zeigen.

Anne, 62, niedergelassene Gynäkologin
„Wenn du um deinen Job fürchten musst,
dann überlegst du dir genau, wie offen du bist."

Anne ist 62 Jahre alt. Sie ist niedergelassene Gynäkologin mit eigener Praxis in einer norddeutschen Kleinstadt. Mit ihrer Partnerin Beate, einer pensionierten Beamtin, lebt sie im gemeinsamen Haus in einem Dorf, das knapp zwei Autostunden von der Praxis entfernt liegt. Wegen der langen Fahrzeit wohnt sie unter der Woche meist in einer Wohnung, die sie in der Nähe der Praxis gemietet hat.

Zusammen mit zwei Geschwistern wuchs Anne bei ihren Eltern am Rande einer Großstadt in Norddeutschland auf.

Umwege

Dass sie Ärztin werden will, ist Anne schon als Kind klar. Sie erzählt von einem Rollenspiel, das sie als Kind mit ihren Geschwistern gerne spielte. Darin hatte ihre ältere Schwester eine Apotheke, sie selbst eine Arztpraxis und ihr jüngerer Bruder ein Beerdigungsinstitut. Bei ihr und der Schwester wurde aus dem Spiel Realität: Die Schwester ist Apothekerin, und sie selbst wird, allerdings erst nach einem Umweg über den Lehrerberuf, Ärztin.

Bis Anne ihren Berufswunsch verwirklicht, dauert es also viele Jahre. Ihr Weg zur Ärztin ist dabei eng verwoben mit ihrem Weg zur lesbischen Lebensweise. Das sieht Anne aber erst rückblickend so klar. Auf beiden Wegen gibt es Umwege und Brüche.

Schulzeit und erste Liebe

In der Schule, mit 16, ist Anne heftig in eine Mitschülerin verliebt. Als sie für ein Jahr als Austauschschülerin in die USA geht, ist die Trennung von der Freundin hart, da die beiden in dieser Zeit weitgehend auf Kontakt verzichten müssen. Die Kommunikationsmöglichkeiten in den 1960er Jahren sind mit heute nicht zu vergleichen, Anne telefoniert im Jahresverlauf gerade zweimal nach Deutschland. Stattdessen schreibt sie der Freundin regelmäßig und wartet sehnsüchtig auf Briefe von ihr.

Bei ihrer Rückkehr nach Deutschland trifft sie ein Schock: Sie sieht ihre Freundin mit dickem Bauch, sie ist im siebten Monat schwanger – von einem Lehrer. Das erschüttert Anne in ihrer lesbischen Identität, sie empfindet die Situation als „totalen Zusammenbruch".

Um sich zu stabilisieren, konzentriert sie sich darauf, wieder in der Heimat und in der Schule Fuß zu fassen, und macht so schnell wie möglich ihr Abitur. Sie will ihr Leben nun anders organisieren und beschließt: Wenn es mit dieser Frau nicht geht, dann geht es eben nicht mit Frauen.

Lehrerin werden – schnell auf eigenen Füßen stehen

Auch ihre Berufspläne ändert Anne. Ärztin zu werden, erscheint ihr ein zu langer Weg, sie möchte schnell auf eigenen Füßen stehen und erst mal „irgendeine Ausbildung" machen. Heute ist es ihr ein bisschen peinlich, dass sie sich entscheidet, Lehrerin zu werden – auch wenn sie damals plant, nur ein paar Jahre in diesem Beruf zu arbeiten. Daraus werden 13 Jahre, in denen sie zunächst an der Schule, später an der Universität in der Lehrerausbildung und als Fachberaterin für Arbeitslehre tätig ist. Mit 27 ist ihr die Sicherheit als Lehrerin wichtig, das „Beamtin-Sein" hingegen ist ihr fremd. Bei der Vereidigung als Beamtin kann sie die Worte „so wahr mir Gott helfe" nicht nachsprechen, sie schweigt und fühlt sich schon da unwohl mit diesem Status.

Heirat und Geburt des Sohnes

Trotzdem lebt sie zunächst weiter in den konventionellen Bahnen: „Ich habe wirklich gedacht, das müsste so sein." Anne heiratet, trennt sich aber nach kurzer Zeit wieder von ihrem Mann. Da weiß sie noch nicht, dass sie schwanger ist. Als sie es bemerkt, denkt sie kurz über Abtreibung nach, kann sich aber nicht dazu entschließen. Stattdessen lässt sie sich scheiden, bekommt einen Sohn und zieht ihn alleine groß. Für einige Jahre steht er im Mittelpunkt ihres Lebens, das sie um ihn herum organisiert. Für eine Beziehung ist da kein Raum. Sie habe dann, sagt Anne, jahrelang gar keine Beziehung gelebt, weil sie dachte, mit Männern geht es nicht, mit Frauen auch nicht. „Ich bereue das auch nicht. Das war in dem Moment mein Leben, und über Alternativen habe ich mir keine Gedanken gemacht."

Als ihr Sohn zwei Jahre alt ist, wird ihr dieses Leben aber doch zu eng. Anne geht wieder für ein Jahr in die USA, um dort als Lehrerin zu arbeiten. An der High School unterrichtet sie Deutsch und Comparative Cultures und lebt mit ihrem Sohn in einer Hütte am See. In der Weite und Offenheit der Natur wird ihr klar, dass etwas in ihrem Leben nicht stimmt.

Coming-out

Kurz nach ihrer Rückkehr nach Deutschland – sie hat ihr Leben gerade wieder einigermaßen organisiert –, verliebt sie sich Hals über Kopf in eine Frau. Sie sitzt im Frauenzentrum der Stadt auf einem Sofa – wie damals üblich einem Sperrmüll-Sofa – vor ihr ein paar Apfelsinenkisten als Tisch, und sieht, wie sich ihr gegenüber zwei Frauen küssen. Anne ist davon hingerissen, bis sie bemerkt, dass sie die ganze Zeit über von einer anderen Frau angeschaut wird. „Ja, und die war's dann."

„Es hätte aber jede sein können, ich war damals so bereit dazu", erzählt Anne. Die Beziehung mit einer Frau empfindet sie als Offenbarung, Zweifel und Fragen gibt es nicht mehr, alles ist vollkommen klar. Die Beziehung hält nicht lange, aber ein Jahr später lernt Anne ihre erste große Liebe kennen, mit der sie viele Jahre zusammenbleibt.

Unterstützung bei ihrem Coming-out erhält Anne von einer Großtante, die, wie sie sagt, in ihrer Familie immer das schwarze Schaf gewesen ist. Diese Großtante ist ihr mit ihrer unkonventionellen Lebensweise ein Vorbild. Sie war dreimal verheiratet, ließ sich zweimal scheiden, war immer berufstätig und hatte eine eigene Firma – sehr ungewöhnlich für eine Frau in der ersten Hälfte des 20. Jahrhunderts. Die Großtante findet Annes lesbische Lebensweise auch völlig in Ordnung, während sich der Rest der Familie von ihr abwendet.

Im Schuldienst, wo Anne nach der Rückkehr aus den USA zunächst wieder arbeitet, ist es kein Problem, als Lesbe offen zu sein. Ihre Chefin lebt ebenfalls lesbisch. Rückblickend findet Anne, dass sie im Schuldienst viel weniger Probleme mit ihrer Lebensweise hatte als später in der Klinik. Dort erlebt sie schwerwiegende Diskriminierungen.

Endlich auf dem Weg zur Ärztin

Nach ihrem Coming-out beginnt Anne, sich wieder mit ihrem ursprünglichen Berufswunsch zu beschäftigen. Ihre Partnerin unterstützt sie, sich für eine berufliche Veränderung zu öffnen und endlich das zu tun, was sie schon immer wollte. Dafür ist Anne ihr heute noch dankbar. Auch die Großtante unterstützt sie – emotional, und später auch finanziell. Trotzdem braucht Anne noch einige Jahre, bis sie endgültig den Mut findet, das Medizinstudium zu beginnen. Sie ist inzwischen 35 Jahre alt.

Als sie den Studienplatz bekommt, ist sie euphorisch. Endlich ist sie auf dem Weg, ihren Berufswunsch zu verwirklichen, und lebt zugleich in einer Frauenbeziehung, die ihre große Liebe ist. Während des Studiums geht diese Beziehung allerdings in die Brüche. Es tun sich immer mehr Differenzen auf, und es wird auch immer schwieriger, die Entfernung zwischen Studienort und dem gemeinsamen Wohnort zu überbrücken.

Das Studium findet Anne nicht nur toll. Mit den meisten ihrer KommilitonInnen, die 15 Jahre jünger sind als sie und direkt von der Schule kommen, kann sie nicht viel anfangen. Besonders die jungen Studenten, die „noch nichts gesehen haben von der Welt", nerven sie mit ihrer Wichtigtuerei. Anne sieht das Studium schließlich nur als Weg zu ihrem Ziel, Ärztin zu werden, und will es möglichst schnell hinter sich bringen.

Hindernisse auf dem Weg zur Gynäkologin

Ursprünglich will Anne Handchirurgin werden, ihre Augen sind dafür aber nicht gut genug. Zur Gynäkologie zieht es sie, weil sie die Geburtshilfe spannend findet. Sie kann in diesem Fachgebiet außerdem auch operieren – sie möchte gerne mit den Händen arbeiten –, und sie freut sich, dass sie in der Gynäkologie viel mit Frauen zu tun zu haben wird.

Noch als Ärztin im Praktikum (ÄIP) bekommt Anne zum ersten Mal große Probleme wegen ihrer sexuellen Orientierung. Sie arbeitet zu diesem Zeitpunkt in der gynäkologischen Abteilung eines Krankenhauses in einer Kleinstadt. Die Arbeit gefällt ihr sehr gut, sie lernt viel und kommt mit KollegInnen und Vorgesetzten gut zurecht. Sie ist beliebt, ihre Arbeit anerkannt, und der Chef sagt ihr nach dem ÄIP fest eine Stelle zu. Von ihrer lesbischen Lebensweise, die sie sich zwar nie wie „ein Schild umgehängt", die sie aber auch nicht versteckt hat, scheinen ihre Vorgesetzten nichts mitbekommen zu haben.

Eines Tages sieht sie der Oberarzt, von dem sie ein kleines Häuschen mietet, dort mit ihrer Freundin zusammen und realisiert offenbar erst jetzt, dass sie lesbisch lebt. Wenige Tage später wird ihre Stellenzusage zurückgezogen. Begründet wird die Absage nicht. „Es war ein einziges Rumgedruckse, furchtbar peinlich." Als der Chef der Anästhesie von Anne erfährt, dass sie nicht in der Gynäkologie bleiben kann, bietet er ihr spontan eine Stelle in seiner Abteilung an. Aber auch dieses Angebot wird kurz darauf ohne Begründung zurückgenommen. Dass der Grund für beide Absagen in ihrer Lebensweise liegt, erfährt Anne erst viel später von den ehemaligen Kolleginnen.

Die Situation ist für sie existenziell bedrohlich. In den 1980er Jahren gibt es sehr viele junge arbeitslose ÄrztInnen und die Konkurrenz um die wenigen freien Stellen in den Kliniken ist groß. Es dauert zehn Monate, bis Anne eine neue Stelle findet. Es ist eine schwierige Zeit, Anne musste bereits während des PJ und ÄIP Schulden machen, um den Lebensunterhalt für sich und ihren Sohn zu finanzieren, nun muss sie sich weiter mit Jobs über Wasser halten. Sie ist froh, dass ihre Großtante sie finanziell unterstützt.

Das Verhalten ihres Chefs kränkt sie außerdem sehr. Er gibt ihr nie wieder die Hand. Als sie ihn beim Abschied mit ihrer offensiv entgegengestreckten Hand provoziert, versteckt er seine Hände in den Kitteltaschen. Im Nachhinein erlebt Anne immerhin die Genugtuung, dass sich die Stellenbesetzung danach geradezu grotesk gestaltet. Von dem Kollegen, der ihren Chef immer sehr hofiert hatte und der nun statt ihrer die Stelle bekommen soll, wird bekannt, dass er schwul ist. Der homophobe Chef – umzingelt von Homosexuellen – gibt auch ihm die Stelle nicht. Stattdessen stellt er eine junge Kollegin ein, die kurz danach mit Zwillin-

gen schwanger wird und lange wegen Mutterschutz und Elternzeit ausfällt. Für Anne ist das Balsam für die Seele, und sie ist der Meinung, ihr
Chef habe das sehr verdient.

Offenheit und Akzeptanz in der großen Klinik

Obwohl es sie sehr gekränkt und auch ihre Existenz bedroht hat, stärkt
das Erlebnis Annes Entschluss noch, als Ärztin zu arbeiten. Sie will sich
davon nicht unterkriegen lassen. Allerdings ist sie an ihrer nächsten Arbeitsstelle nun sehr vorsichtig. „Ich wollte einfach in meinem Beruf arbeiten. Wenn du um deinen Job fürchten musst, dann überlegst du dir
genau, wie offen du bist", sagt sie. Nur einige wenige KollegInnen, zu
denen sie auch privat Kontakt hat, wissen, dass sie lesbisch lebt.

Erst nach einem weiteren Stellenwechsel kommt sie in eine Klinik, in
der eine sehr offene Atmosphäre herrscht. Es ist eine sehr große Klinik,
aber gar nicht so anonym, wie Anne zunächst befürchtet. Schrittweise
wagt sie hier wieder mehr Offenheit, zuerst gegenüber einzelnen Kolleginnen, mit denen sie sich gut versteht, dann auch bei den Oberärz-
tInnen. In dieser Klinik fühlt sie sich durch einen unbefristeten Vertrag
existenziell abgesichert, was dazu beiträgt, dass sie zunehmend mutiger
wird. Sie erfährt Akzeptanz für ihre Lebensweise, und auch ihr Chef, der
erst später von ihrer lesbischen Lebensweise erfährt, hat kein Problem
damit. Seitdem ist sie im beruflichen Umfeld wieder weitgehend offen
und fühlt sich damit wohl.

Niederlassung in der eigenen Praxis

Nach neun Jahren an der Klinik wagt Anne nach langem Zögern noch-
mals eine berufliche Veränderung. Mit inzwischen 55 Jahren lässt sie sich
als Gynäkologin in einer eigenen Praxis in einer Kleinstadt in nieder. Sie
befürchtet, dass dieser Schritt und die damit verbundene hohe Arbeitsbelastung ihre Partnerschaft belasten könnten, und bezieht daher ihre Partnerin Beate von Anfang an in die Entscheidung mit ein. Mithilfe eines
Coachings klären die beiden, dass Beate die Entscheidung mittragen und
Anne bei der Niederlassung unterstützen will.

Obwohl der Schritt besonders in den ersten Jahren tatsächlich mit viel Arbeit und großen Belastungen verbunden ist, bereut Anne ihn nie. Die Arbeit in der Praxis macht ihr bis heute sehr viel Spaß. Nach drei Jahren findet sie eine sympathische Praxispartnerin, mit der sie sehr gut zusammenarbeiten kann und sich auch persönlich gut versteht. Sie fühlt sich entlastet, da sie ihre Arbeitszeit reduzieren und sich mit der Kollegin über fachliche und organisatorische Probleme austauschen kann.

Sowohl gegenüber der Praxispartnerin als auch gegenüber den Mitarbeiterinnen ist Anne mit ihrer Lebensweise völlig offen.

Kontakt mit Patientinnen

Patientinnen gegenüber geht Anne mit Informationen über ihre sexuelle Orientierung sehr unterschiedlich um. Etliche wissen zwar davon, von sich aus outet sie sich jedoch nur selten. Bei vielen Kontakten, zum Beispiel bei einer Routineuntersuchung, findet sie es nicht passend. Die Anliegen und Bedürfnisse der Patientinnen stehen schließlich im Mittelpunkt und nicht ihre eigene Lebensweise.

Wenn eine Patientin von sich aus Fragen hat, die deren eigene lesbische Lebensweise betreffen, outet sich Anne schon eher mal und spricht auch über persönliche Erfahrungen. Mit lesbischen Patientinnen, die gezielt zu ihr als lesbische Gynäkologin kommen, hat Anne aber auch schon schlechte Erfahrungen gemacht. Vor einigen Jahren wurde ihre Praxis wohl in lesbischen Kreisen, wahrscheinlich im Internet, empfohlen und es kamen viele lesbische Patientinnen. Eigentlich freute sie sich darüber, aber einige dieser Frauen hatten sehr hohe Ansprüche. Sie erwarteten, dass Anne ihnen besonders viel Zeit und Aufmerksamkeit widmete, und forderten viele ärztliche Leistungen. Von einer Patientin, die ohne Erfolg versuchte, schwanger zu werden, wurde sie sogar wegen eines vermuteten Behandlungsfehlers verklagt. Zwar wurde in dem Verfahren entschieden, dass kein Fehler vorlag, aber es ärgert Anne, dass die einzige Klage in ihrer Karriere ausgerechnet von einer lesbischen Patientin kam. Anne ist froh, dass die Internetempfehlung inzwischen offenbar nicht mehr existiert. Sie hat viele nette Patientinnen, Heteras und Lesben sowie einzelne Transsexuelle, die sie gerne betreut.

Netzwerke – Suche nach einem passenden Umfeld

Bei *Charlotte e.V.* ist Anne viele Jahre lang sehr aktiv. Kolleginnen unterstützen sie hier sehr, als ihr nach dem ÄIP die Stelle verweigert wird. Es ist hilfreich, mit ihnen darüber sprechen zu können und gemeinsam über Möglichkeiten der Gegenwehr nachzudenken. Der Plan, das Erlebnis öffentlich zu machen, wird aber nicht verwirklicht. Inzwischen ist das Netzwerk für Anne etwas mehr in die Ferne gerückt, nachdem die Kommunikation im Netzwerk vorwiegend über digitale Medien erfolgt, die Anne nur wenig nutzt.

Sie hat sich bei Safia umgeschaut, einem Netzwerk für ältere Lesben. Zu den Treffen kommen allerdings nur wenige noch berufstätige Frauen. Deshalb fühlt sich Anne dort als „exotisches Pflänzchen". Sie meint, wenn eine mit 62 noch in Vollzeit arbeitet, wird sie doch ein bisschen merkwürdig angeschaut und gefragt, warum sie das denn mache. Außerdem besucht Anne regelmäßig die Treffen der Deutschen Gesellschaft für psychosomatische Frauenheilkunde. Der Kontakt und Austausch mit den Kolleginnen dort bedeuten ihr sehr viel. Dass in diesem Netzwerk auch Männer sind, ist für sie kein Problem.

Insgesamt wünscht sich Anne noch mehr Einbindung in Netzwerke und sucht nach einem Umfeld, das am besten zu ihr und ihrem jetzigen Leben passt.

Zufrieden mit Beruf und Beziehung

Heute ist Anne sehr zufrieden mit ihrer beruflichen und persönlichen Situation. Seit vielen Jahren lebt sie mit ihrer Lebensgefährtin Beate in einem gemeinsamen Haus auf dem Land. Anne fühlt sich von Beate beruflich sehr unterstützt, sie hat die Entscheidung für eine eigene Praxis wesentlich mitgetragen. Die beiden kommen auch gut damit zurecht, dass Anne unter der Woche nicht zu Hause wohnt, sondern in der Nähe der Praxis, die zwei Autostunden entfernt liegt, eine Wohnung gemietet hat. Es gibt aber auch Konflikte, da Beate sich manchmal darüber beklagt, dass Anne am Wochenende nach Hause kommt und innerlich noch stark mit der Arbeit beschäftigt ist. Nach der Trennung während der Woche wünscht sie sich dann oft mehr Kontakt. Anne wiederum hat am Wochenende oft das Bedürfnis nach Ruhe und Alleinsein oder möchte Zeit mit ihren Freundinnen verbringen.

Weil ihr die Arbeit nach wie vor große Freude bereitet, will Anne noch ein paar Jahre weiterarbeiten, bevor sie sich darauf konzentriert, ihr Alter zu organisieren. Sie plant zwar, mit der Rente nicht völlig in den Ruhestand zu gehen, und möchte gerne weiter ärztlich tätig sein. Sie wünscht sich jedoch, nicht mehr die ganze Verantwortung für die Praxis tragen zu müssen. Stattdessen stellt sie sich vor, Vertretungen in ihrer Praxis zu machen und dann endlich Zeit für Akupunktur-Behandlungen zu haben.

Die Zeit als Mutter, Lesbe und angehende Ärztin

Anne sieht rückblickend, dass ihr Sohn auf ihrem Weg zu sich selbst als Lesbe und Ärztin wahrscheinlich oft zu kurz gekommen ist. Es war eine große Herausforderung für sie, als alleinerziehende Mutter den Lebensunterhalt für sich und ihren Sohn zu verdienen, gleichzeitig ihr Coming-out zu erleben sowie das Medizinstudium und die Weiterbildung zur Gynäkologin zu absolvieren. Außerdem gab es auch Konflikte zwischen den verschiedenen Lebensbereichen, zum Beispiel erfuhr Anne als Mutter eines Sohnes auch Ablehnung in ihrem feministischen Umfeld und besonders von anderen Lesben.

Trotz dieser Schwierigkeiten bezeichnet Anne die Zeit mit ihrem Sohn als kostbar, er stand viele Jahre im Mittelpunkt ihres Lebens. Auch jetzt genießt sie den Kontakt mit ihm und seiner Frau und freut sich über ihre drei Enkelkinder, auch wenn sie öfter den Kopf schüttelt über die sehr traditionelle Familienform, in der ihr Sohn lebt.

Cordula, 45, niedergelassene Chirurgin
„Mit diesen kleinen Händen, das hat doch keinen Sinn ..."

Cordula ist 45 Jahre alt. Sie ist Unfallchirurgin in einer Gemeinschafts-praxis in der Nähe von Ulm und arbeitet hier gemeinsam mit einer Kollegin. Mit ihrer Partnerin Ulrike ist Cordula seit über 20 Jahren zusammen, die beiden leben in einer geräumigen Wohnung in Ulm.

Cordula wurde mit zwei jüngeren Schwestern in einer Kleinstadt in der Schwäbischen Alb groß. Ihr Vater ist Kaufmann, die Mutter Hausfrau.

Medizinstudium gegen den Widerstand der Eltern

Bereits als Jugendliche entscheidet sich Cordula, Ärztin zu werden. Ihr gefällt es, mit den Händen zu arbeiten und gleichzeitig geistig gefordert zu sein. Es ist weniger das Helfen und Heilen, das sie am Arztberuf reizt, vielmehr findet sie es spannend, mit naturwissenschaftlichem Wissen und detektivischem Denken herauszufinden, welche Krankheiten die PatientInnen haben. Vorbild dafür ist ihre Hausärztin, bei der sie diese Fähigkeiten sehr bewundert.

Die Eltern sind von ihrem Berufswunsch wenig begeistert, in erster Linie wollen sie die lange Ausbildung nicht finanzieren. Cordula soll Grundschullehrerin werden, die Ausbildung ist kurz und Cordula könnte währenddessen weiter im Elternhaus wohnen.

Dennoch bewirbt sich Cordula nach dem Abitur für einen Medizinstudienplatz. Es klappt nicht sofort, da ihre Abiturnoten nicht gut genug sind. So beginnt sie zunächst doch mit dem Studium für das Grundschullehramt, erhält aber schon mitten im zweiten Semester den Bescheid, dass sie im Nachrückverfahren einen Medizinstudienplatz in Ulm bekommen kann. Sie muss sich innerhalb von drei Tagen entscheiden und, um den Studienplatz antreten zu können, Hals über Kopf zu Hause ausziehen. Unterstützung kommt von einer Freundin, die sie ermutigt, das Studium trotz des Konflikts mit den Eltern zu wagen, und von einem Bekannten in Ulm, der ihr für die ersten Monate Unterschlupf in seiner Wohnung anbietet.

Mit den Eltern kommt es tatsächlich zum Streit. Sie erwarten, dass Cordula jedes Wochenende und die gesamten Semesterferien bei ihnen verbringt und auf das Haus aufpasst, wenn sie in Urlaub fahren. Cordula dagegen möchte sich endlich vom Elternhaus lösen und ihr eigenes Leben in Ulm leben. Die Eltern versuchen, ihre Interessen mit finanziellem Druck durchzusetzen und stellen die monatlichen Zahlungen an Cordula ein. Das trifft Cordula existenziell, da sie keine Aussicht auf staatliche Unterstützung hat und das Studium nur durch Nebenjobs nicht zu finanzieren ist. Nach langem Ringen schaltet sie eine Rechtsanwältin ein und erstreitet sich mit deren Hilfe die finanzielle Unterstützung durch die Eltern. Zusätzlich jobbt sie regelmäßig in der Krankenpflege, um ihr knappes Budget aufzubessern.

Coming-out

Dass sie lesbisch ist, wird Cordula zum ersten Mal bewusst, als sie sich mit 23 Jahren in eine Mitstudentin verliebt. Während der kurzen Beziehung denkt sie nicht darüber nach, dass es eine Frau ist, in die sie sich verliebt hat. Die Beziehung ist kompliziert, emotional aufreibend und hält nicht lange. Erst danach fängt Cordula an, sich mit ihrer sexuellen Orientierung zu beschäftigen. Sie muss feststellen, dass sie sich schon immer nur in Frauen verliebt hat.

Zu dieser Zeit hat Cordula gerade eine Psychotherapie begonnen, eine gute Gelegenheit, das Thema zu bearbeiten. Allerdings findet sie bei der Therapeutin in diesem Punkt keine Unterstützung. Diese schlägt Cordula stattdessen vor, es doch erst einmal mit einem Mann zu versuchen – gerade, als Cordula klar wird, dass es ihr Weg ist, Beziehungen mit Frauen zu leben. Einige Monate braucht sie noch, bis sie sich ihrer sexuellen Orientierung und Identität sicher ist und bevor sie erste Schritte in die Lesbenszene wagt. Sie schaut sich in der örtlichen Frauendisko und im Frauenzentrum um und lernt später in einer Frauengruppe Ulrike kennen, mit der sie bis heute zusammen ist.

Die erste Beziehung während des Studiums lebt Cordula nicht offen. Das Studium sei, wie sie sagt, eine Sache, die Beziehung zu ihrer Kommilitonin eine andere. Erst danach fängt sie an, sich einigen Freundinnen gegenüber zu outen. Meist macht sie dabei gute Erfahrungen, die Freundinnen sind zum Teil nicht einmal überrascht.

Mit den Eltern gibt es größere Probleme. Noch bevor sie Ulrike kennenlernt, hat Cordula das Bedürfnis, ihre Mutter aufzuklären. Die Mutter hat es wohl schon länger geahnt bzw. befürchtet. Nach außen gibt sie sich zwar gelassen, aber Cordula vermutet, dass sie in Wirklichkeit schockiert ist und die Hoffnung, Cordula würde eines Tages doch noch eine Beziehung mit einem Mann eingehen, bis heute nicht aufgegeben hat.

Auch die um ein Jahr jüngere Schwester hat, wie Cordula vermutet, Probleme mit ihrer Lebensweise. Früher war die Bindung zwischen ihnen sehr eng, seit vielen Jahren ist der Kontakt aber weitgehend abgebrochen. Cordula mutmaßt, dass ihre Schwester die Beziehung zu Ulrike als Konkurrenz empfindet. Die jüngste Schwester schließlich geht locker mit Cordulas Lebensweise um.

Von der Psychiatrie zur Chirurgie

In die Chirurgie gerät Cordula zunächst nur zufällig. Während des Studiums gilt ihr Interesse der Psychiatrie. Sie wählt dieses Fach für das Praktische Jahr (PJ) und sucht auch für die Zeit als Ärztin im Praktikum (ÄIP) eine Stelle in der Psychiatrie. Diese findet sie allerdings nicht so rasch und da die Eltern pünktlich zum Ende des Studiums die richterlich erwirkten Zahlungen einstellen, bleibt keine Zeit für eine längere Bewerbungsphase. Cordula nimmt die erstbeste Stelle, die sich ihr bietet, und landet so in der chirurgischen Abteilung eines kleinen Krankenhauses.

Was zunächst nur als Übergangslösung gedacht ist, gefällt Cordula mit der Zeit immer besser. Sie kann bei den Operationen handwerklich arbeiten, wie sie ursprünglich wollte. Und die schnellen Entscheidungen und Erfolge liegen ihr mehr als die langen Behandlungsprozesse in der Psychiatrie. Während des Studiums und im PJ war die Chirurgie für sie unattraktiv, weil Studierende da „wie Aussatz" behandelt werden. Sie werden im OP nur zum „Haken halten" eingesetzt, es sind körperlich anstrengende und langweilige Arbeiten, bei denen sie kaum etwas Sinnvolles lernen können. Als Assistenzärztin findet Cordula nun Gefallen an der Arbeit und beschließt, Chirurgin zu werden.

Keine Chance auf eine Teilzeitstelle

Weil freie Stellen knapp und umkämpft sind, droht Cordula nach dem ÄIP erneut die Arbeitslosigkeit. Einige KollegInnen wollen sie unterstützen und sind bereit, ihre Arbeitszeit zu reduzieren, um eine Stelle für Cordula zu schaffen.

Teilzeitstellen für ÄrztInnen, erst recht in der Chirurgie, sind aber damals noch völlig unüblich. Die äußerst „fortschrittliche" Idee wird ausgiebig auf allen Ebenen der Krankenhausverwaltung bis hin zum Landrat diskutiert. Die Bedenken und Einwände machen deutlich, wie wenig Erfahrung es in der Medizin mit Teilzeitstellen gibt: Man befürchtet Kostensteigerungen und eine geringere Arbeitsleistung der einzelnen ÄrztInnen. Und man kann nicht verstehen, dass ein Familienvater oder eine ledige Ärztin ohne Kind tatsächlich in Teilzeit arbeiten möchten. Der Antrag wird abgelehnt.

Weiterbildung zur Unfallchirurgin und Praxisniederlassung

Cordula kann dennoch an der Klinik bleiben, nachdem sie vorübergehend in einem anderen Krankenhaus des Trägers beschäftigt wurde, und ist endlich mit einem festen Vertrag abgesichert. Um ihre Weiterbildung vollenden zu können, muss sie nach vier Jahren noch einmal die Klinik wechseln. Diesmal hilft ihr Chef und vermittelt sie in eine größere Klinik nach Augsburg. Dort bleibt sie, macht nach einem Jahr die Facharztprüfung und absolviert danach die vierjährige Spezialisierung zur Unfallchirurgin. Die Arbeit in diesem Fach macht ihr viel Spaß, Cordula wird gut gefördert und hat die Möglichkeit, viel zu operieren.

Nach Abschluss der Spezialisierung wird sie Oberärztin in der Unfallchirurgie und arbeitet einige Jahre in dieser Position. Gleichzeitig plant sie aber, sich in einer Gemeinschaftspraxis niederzulassen. Schon während der Weiterbildung hat sie ihre Fühler ausgestreckt und einen Kollegen kennengelernt, dessen Praxis sie nach seinem Ruhestand übernehmen kann. 2008 – Cordula ist Anfang 40 – ist es endlich soweit. In der Praxis arbeitet zu dem Zeitpunkt bereits eine andere Chirurgin in ihrem Alter und mit der gleichen Spezialisierung, eine optimale Praxispartnerin. Die zwei verstehen sich gut und arbeiten gerne zusammen, beide in Teilzeit an etwa drei Tagen pro Woche.

Als Frau in der Männerdomäne Chirurgie

Cordula ist nicht gerade das, was man sich unter einem klassischen Chirurgen vorstellt: 1,90 Meter groß und kräftig. Sie misst vielmehr knapp 1,60 Meter und ist sehr schlank. Daher hat sie besonders mit den Vorurteilen ihrer männlichen Kollegen und Vorgesetzten zu kämpfen und muss immer wieder beweisen, dass sie als Frau und mit ihrer Größe und schmalen Figur gleichwohl in der Lage ist, die körperlich anstrengende Arbeit durchzustehen.

Gleich zu Beginn ihres ÄIP soll sie bei einer langen Bauchoperation assistieren. Dabei sind Muskelkraft und Ausdauer gefordert, um dem Operateur mit Haken das Operationsgebiet freizuhalten. Dieser äußert in ihrer Anwesenheit laut seinen Unmut, dass sie ihm als Assistentin zugeteilt wurde: „Das hält die doch nie durch, mit diesen kleinen Händen, das hat doch keinen Sinn ...". Cordula lässt sich aber nicht beirren und kann ihm während der Operation beweisen, dass sie ihre Aufgabe ohne große Anstrengung bewältigt. Auch beim Bewerbungsgespräch in Augsburg hat sie Mühe, die Bedenken des Chefs zu zerstreuen, den körperlichen Anforderungen einer Vollzeitstelle in der Chirurgie gewachsen zu sein. Sie muss ihn mehrfach darauf hinweisen, dass sie weiß, worauf sie sich einlässt: Sie mache die Arbeit seit vier Jahren, und ihr bisheriger Chef würde sie kaum empfehlen, wenn sie dazu nicht in der Lage wäre.

Die Vorbehalte der Kollegen setzen Cordula unter Druck, sich und den anderen zu beweisen, dass sie tatsächlich alles ohne Hilfe schafft, selbst Handgriffe, für die sehr viel Kraft gebraucht wird. Erst als Oberärztin geht sie damit gelassener um und überlässt solche Griffe auch mal einem OP-Pfleger. Sie hat inzwischen die Sicherheit, dass sie im Notfall auch alleine zurechtkommt.

Mit ihrem selbstbewussten und ruhigen Auftreten gelingt es Cordula immer wieder rasch, die Zweifel der Kollegen an ihren Fähigkeiten zu zerstreuen und deren Anerkennung zu gewinnen. Sie wird von ihren Chefs gefördert, kann viele operative Eingriffe durchführen und schnell große Berufserfahrung sammeln. Bei den wenigen Frauen unter ihren KollegInnen beobachtet sie durchaus, dass diese gegenüber den männlichen Kollegen benachteiligt werden und darum kämpfen müssen, auch schwierigere operative Eingriffe, die sie für die Weiterbildung brauchen, selbst durchführen zu können. Sie denkt, dass ihr eher männliches und beherztes Auftreten hilfreich dafür war, genauso wie die männlichen Kollegen gefördert zu werden, und sieht das weiblichere Verhalten der Kolleginnen als Grund für deren Benachteiligung.

Sie selbst kommt mit allen MitarbeiterInnen, Frauen wie Männern, gut aus und ist bei diesen beliebt. Sie wird zur Assistentensprecherin gewählt, auch wegen ihrer Fähigkeit, selbst Vorgesetzten mit schwierigem Verhalten ruhig und souverän zu begegnen. Sie erzählt von einem cholerischen Chefarzt, der seine MitarbeiterInnen regelmäßig anschrie und vor allen KollegInnen übel beschimpfte. Cordula schaffte es, in solchen Situationen ruhig zu bleiben und schließlich von ihm anerkannt und geschätzt zu werden. Sie trat ihm gegenüber klar und bestimmt auf. Wenn sie die Interessen der AssistenzärztInnen vertrat, machte sie es sich aber zur Gewohnheit, die Gespräche immer in Begleitung einer KollegIn zu führen, da keine Protokolle angefertigt wurden und sich der Chef später an die Absprachen oft nicht erinnern wollte.

Offenheit im beruflichen Umfeld

Wie im Studium trennt Cordula auch im Berufsleben Arbeit und Privates weitgehend. Die Entfernung zwischen ihrem Wohnort Ulm und den jeweiligen Arbeitsstätten, die zwar nicht geplant ist, erleichtert die Trennung. Trotzdem outet sich Cordula einzelnen KollegInnen gegenüber. Sie tut dies eher beiläufig: „Es ist ja nicht so, dass man das in der Besprechung verkündet, sondern dass man öfter mal aus seinem Privatleben erzählt."

In der ersten Klinik hat Cordula eine lesbische Kollegin, die sie schon vom Studium her kennt. Sie hat ihr die Stelle vermittelt und weiß von ihrer Lebensweise. Cordula vermutet, dass durch sie auch einige andere MitarbeiterInnen mitbekommen, dass sie lesbisch lebt. Auch der Chef dürfte es geahnt haben, da sie ledig ist und nie ein Mann an ihrer Seite auftaucht.

An ihrem nächsten Arbeitsplatz in Augsburg wird Cordula langsam mutiger und macht immer weniger ein Geheimnis aus ihrer Lebensweise. Mit der Zeit wissen fast alle KollegInnen und auch das Pflegepersonal Bescheid. Schließlich bringt Cordula ihre Partnerin zur Weihnachtsfeier der Abteilung mit. Negative Erfahrungen macht sie dabei nicht. Ihre Chefs, denkt sie, sehen auch Vorteile in ihrer Lebensweise, da sie mit einer zuverlässigen Arbeitskraft rechnen können, die nicht durch Schwangerschaften ausfällt.

Auch ihre Kollegin in der Gemeinschaftspraxis weiß über ihre Lebensweise Bescheid. Gegenüber den Praxisassistentinnen hat sich Cordula jedoch nicht explizit geoutet. Sie betont, dass sie sich ihnen gegenüber vor allem in der Rolle der Chefin sieht. Allerdings bleibt den Mitarbeiterinnen nicht verborgen, dass Ulrike sie oft von der Praxis abholt, und sie machen sich möglicherweise ihre eigenen Gedanken.

Kontakt mit PatientInnen

Gegenüber ihren PatientInnen verschweigt Cordula ihre Lebensweise konsequent, ihr Privatleben geht die PatientInnen nichts an.

Anfangs kommen häufiger lesbische Patientinnen in die Praxis und Cordula hat das Gefühl, dass sie sie gezielt aufsuchen und von ihrer Lebensweise wissen. In diesen Situationen ist sie unsicher, wie sie sich verhalten soll. Die Frauen kommen ja nicht zu ihr als Lesbe sondern als Ärztin, die sich um ihre gesundheitlichen Probleme, zum Beispiel eine Verletzung, kümmern soll. Cordula betreut diese Patientinnen mit großer Aufmerksamkeit. Sie geht davon aus, dass sie mit der Erwartung und Hoffnung kommen, bei ihr besonders gut aufgehoben zu sein. Explizit geoutet hat sie sich auch gegenüber diesen Patientinnen aber nie.

Einmal wird Cordula von einer Patientin, die sie über längere Zeit betreut, zum Essen eingeladen. Sie vermutet, dass diese ebenfalls lesbisch lebt und sich möglicherweise in sie verliebt hat. Doch es kommt für sie nicht infrage, die Einladung anzunehmen.

Die Beziehung mit Ulrike

Mit Ulrike ist Cordula inzwischen seit über 20 Jahren zusammen, seit Beginn ihrer Berufstätigkeit. Nach anfänglichen Schwierigkeiten hat auch Cordulas Familie die Partnerin akzeptiert. Zunächst fährt Cordula noch ohne Ulrike zu Familienfesten. Irgendwann stellt sie die Familie vor die Wahl, entweder in Zukunft ihre Partnerin mit einzuladen oder ohne Cordula zu feiern. Das wirkt, seitdem werden immer beide eingeladen und kommen gemeinsam zu den Familienfeiern. Auf diese Weise wurde schrittweise auch die Verwandtschaft aufgeklärt, und inzwischen akzeptieren alle die Beziehung. Selbst die 97-jährige Großmutter ist einverstanden und mag Ulrike gerne.

Cordula erlebt die Partnerin als große Unterstützung für ihre Arbeit. Besonders während der anstrengenden Zeiten in der Klinik mit vielen Diensten und in den Stressphasen vor den Prüfungen war sie oft sehr erschöpft und müde. Da war es sehr wohltuend, von Ulrike umsorgt und ermutigt zu werden.

Die beiden dachten auch über gemeinsame Kinder nach. Es gab aber nie den richtigen Zeitpunkt, und irgendwann waren sie beide zu alt dafür. Wegen der langen Ausbildung in der Chirurgie und den wenig familienfreundlichen Arbeitsbedingungen gibt es in diesem Fach kaum die Möglichkeit, eine längere Pause für eine Schwangerschaft und Mutterschaft einzulegen, ohne dass dies negative Folgen für den Berufsweg hätte. Andernfalls hätten sie vielleicht ernsthafter darüber nachgedacht. Cordula sieht aber auch, dass ihr das berufliche Engagement wichtiger ist als Kinder und Familie.

Neben der Arbeit hat das Paar ein intensives Hobby. Cordula und Ulrike tanzen Standard- und Lateintänze, trainieren vier- bis fünfmal pro Woche und nehmen regelmäßig an deutschen und internationalen Tanzturnieren für gleichgeschlechtliche Paare teil.

Netzwerke

Cordula ist seit vielen Jahren Mitfrau bei *Charlotte e. V.* und kommt in unregelmäßigen Abständen zu den Treffen. So sind persönliche Kontakte zu einzelnen Mitfrauen entstanden, mit denen sie sich auch zwischendurch manchmal trifft. Eine von ihnen teilt außerdem ihr Hobby, das Tanzen, und sie begegnen sich öfter bei den Turnieren.

Cordula wünscht sich andere niedergelassene Chirurginnen im Netzwerk, mit denen sie sich über ihre Arbeit – besonders in der Praxis – austauschen könnte. Bisher findet sie einen solchen Austausch in der Arbeitsgemeinschaft niedergelassener Chirurgen (ANC), an deren Treffen sie regelmäßig teilnimmt. Allerdings treffen sich hier vorwiegend Männer, und so fehlen Cordula auch hier die Gespräche mit Frauen ihrer Fachrichtung.

Zufriedenheit mit der beruflichen Situation

Insgesamt ist Cordula mit ihrer beruflichen Situation sehr zufrieden. Im Augenblick plant sie mit ihrer Praxispartnerin den Umzug der Gemeinschaftspraxis in eine andere Etage des Hauses. Die Neugestaltung der Räume ist zwar mit viel Arbeit und finanziellen Belastungen verbunden, Cordula freut sich jedoch auf die schönen, hellen Räume und die neue Einrichtung, da die jetzige Praxis alt und abgenutzt wirkt.

Für die Zukunft hofft sie, dass die Praxis bis zu ihrer Rente weiter so gut läuft. Die aktuellen Entwicklungen im Gesundheitssystem und damit verbundene Veränderungen in der Abrechnung machen ihr manchmal Sorgen. Außerdem gibt es Konkurrenz durch ein Medizinisches Versorgungszentrum, das demnächst in der Nachbarschaft eröffnet wird. Aber Cordula ist optimistisch, dass sie auch diesen Herausforderungen gewachsen sein wird.

Christa, 67, niedergelassene Gynäkologin im Ruhestand
„Ich konnte es gar nicht erwarten,
endlich mit der Arbeit im Krankenhaus anzufangen."

Christa ist 67 Jahre alt. Sie ist Gynäkologin und hatte eine Praxis am Stadtrand von Berlin, die sie 2008 abgegeben hat. Zusammen mit ihrer Partnerin Barbara lebt sie im gemeinsamen Haus in Hohen Neuendorf, ebenfalls am Stadtrand von Berlin. Die beiden sind seit fast 40 Jahren zusammen, vor zwei Jahren haben sie geheiratet.

Als jüngste von drei Schwestern wuchs Christa in der ehemaligen DDR in einem Dorf in der Nähe von Dessau auf, bei ihrer Mutter und Groß-mutter mütterlicherseits. Den Vater, von Beruf Studienrat, lernte sie nie kennen, er war im Krieg gefallen. Die Mutter war mit drei Kleinkindern 1945 aus dem Sudetenland vertrieben worden und musste sich in der DDR eine neue Existenz aufbauen. Wegen des katholischen Glaubens be-stand in der Familie, wie uns Christa erzählt, eine gewisse Distanz zum politischen System der DDR.

Unangepasstes Verhalten als Schülerin und Studentin

Für Medizin interessiert sich Christa schon als Kind. Sie liest mit großem Interesse Bücher über das Leben berühmter Ärzte oder über die Medizin im Mittelalter. In der Schule nimmt sie an einem Kurs für junge Sanitäter teil und lernt dort mit viel Begeisterung Erste Hilfe. Zunächst sieht es jedoch so aus, als könnte sie nicht studieren. Ihre Familie ist katholisch, und Christa geht nicht zur Jugendweihe. Daher darf sie die Oberschule nicht besuchen und kein Abitur machen. Christa will deshalb Hebamme oder Krankenschwester werden.

Als der stellvertretende Ministerpräsident Walter Ulbricht verkündet, jedes Kind solle unabhängig von Religion und Elternhaus die Möglich-keit zu einem Studium haben, wird Christas Mutter sofort aktiv und setzt durch, dass Christa auf die Oberschule kommt. Dort gerät ihr Ziel, Me-dizin zu studieren, erneut in Gefahr, als sie sich weigert, in den Verband Freie Deutsche Jugend (FDJ) einzutreten. Ihre Klassenlehrerin macht ihr jedoch die Konsequenzen deutlich und drängt Christa, sich die Verwirklichung ihres Berufswunsches nicht zu „vermasseln". Sie kann Christa überzeugen, doch der FDJ beizutreten.

Während ihres Medizinstudiums zeigt Christa weiterhin Distanz zum politischen System. Sie engagiert sich in der katholischen Studentengemeinde. Zusammen mit Studierenden aus dieser Gemeinde erscheint sie zur Prüfung im obligatorischen Fach Staatsbürgerkunde nicht im üblichen schwarzen Kostüm bzw. Anzug, sondern kommt in betont lässiger Kleidung, um deutlich zu machen, dass sie diese Prüfung nicht ernst nimmt. Als sie dann zu aktuellen politischen Ereignissen befragt wird – es ist 1967 und Israel hat gerade den Sechstagekrieg geführt – ist sie froh, davon kaum etwas mitbekommen zu haben. So kann sie ehrlich antworten, sie habe wegen ihres eifrigen Studiums keine Nachrichten gehört und gelesen, und entzieht sich dem Konflikt zwischen der gewünschten opportunen Antwort und ihrer eigenen Überzeugung. Sie besteht – wenn auch mit einer schlechten Note – die Prüfung.

Frauenheilkunde als Lebensaufgabe

Vor Studienbeginn muss Christa ein einjähriges Praktikum in der Krankenpflege ableisten. Ihre Begeisterung für die Arbeit im Krankenhaus ist so groß, dass sie bereits in den Ferien zu arbeiten beginnt. „Weil ich so einen Jieper hatte, mit Patienten zu arbeiten, habe ich schon in den Ferien als Stationshilfe gearbeitet", erzählt sie. Das Dessauer Krankenhaus liegt in der Nähe der elterlichen Wohnung, und Christa verbringt während des Praktikums und auch später im Studium praktisch ihre gesamte Freizeit hier. Sie kann im Kreißsaal und OP mit anpacken und bekommt früh die Gelegenheit, Erfahrungen mit ärztlichen Tätigkeiten in der Geburtshilfe, aber auch im Zusammenhang mit schwerwiegenden gynäkologischen Erkrankungen und Komplikationen zu sammeln.

Die Geburtshilfe und Gynäkologie begeistern sie, und sie ist entschlossen, dieser Arbeit ihr Leben zu widmen. Neben dem Interesse am Fach ist es ihr ein großes Anliegen, die Frauen gut zu versorgen. Bei einer gynäkologischen Untersuchung hat sie selbst die Erfahrung gemacht, dass mit ihr „unpersönlich und rabiat" umgegangen wurde. Deshalb empfindet sie Solidarität mit den Patientinnen und will sie anders und besser behandeln.

Leben und Arbeit in der Klinik

Nach dem Studium bekommt Christa im Dessauer Krankenhaus ihre erste Stelle in der Gynäkologie. Es ist ein angenehmer Start im vertrauten Klinikumfeld, in dem sie die MitarbeiterInnen bereits gut kennt. Die engagierte junge Ärztin wird weiterhin sehr gefördert und kann von Anfang an sehr selbstständig arbeiten.

Da sie hier nicht die gesamte Facharztausbildung absolvieren kann, wechselt sie nach einem Jahr in das Bezirkskrankenhaus in Halle. Dort ist sie mit ihrer ungewöhnlich großen Erfahrung mit Operationen und Eingriffen in der Geburtshilfe ebenfalls höchst willkommen, kann aber auch selbst viel lernen. Sie muss etwa bei OPs die Narkose einleiten und sammelt so neue Erfahrungen in der Anästhesie.

Als nach einer Gesetzesänderung in der Klinik nun Schwangerschaftsabbrüche durchgeführt werden, will Christa erneut die Klinik wechseln. Sie lehnt Schwangerschaftsabbrüche aus Gewissensgründen für sich ab. Ihre Einstellung wird zwar respektiert, Christa fühlt sich aber nicht wohl damit, diese Arbeit den KollegInnen zu überlassen. Sie sucht ein kirchliches Krankenhaus, in dem keine Abbrüche durchgeführt werden. Ein weiteres Motiv für den Stellenwechsel ist die Möglichkeit, den Umgang mit modernen Ultraschallgeräten und Herzton-Wehenschreibern zu lernen, die es damals in den meisten staatlichen Kliniken der DDR nicht gibt. Sie ist sehr froh, als sie vom Bezirksarzt die Genehmigung bekommt, in einem gut ausgestatteten kirchlichen Krankenhaus in Berlin zu arbeiten. Was noch fehlt, ist eine Wohnung in Berlin. Die ist sehr schwer zu bekommen, daher meldet sich Christa in der Wohnung ihrer Schwester an, die in Berlin lebt, wohnt aber in der Klinik.

Christa bleibt fast 20 Jahre in diesem Krankenhaus. Sie ist rundum zufrieden mit der Arbeit, beendet ihre Facharztausbildung, promoviert und arbeitet viele Jahre als Oberärztin. Später leitet sie sogar einige Monate lang kommissarisch die gynäkologische Abteilung. Auf Dauer will sie jedoch nicht Chefärztin sein, da mit dieser Position zu viele Verwaltungsaufgaben sowie Arbeit in Gremien und Kommissionen verbunden sind. Die Versorgung der Patientinnen ist ihr wichtiger.

Die Beziehung mit Barbara

In dem kirchlichen Krankenhaus lernt Christa schon in den ersten Tagen Barbara kennen, die dort als Leiterin der gynäkologischen Ambulanz tätig ist. Die beiden mögen sich sofort und schätzen sich gegenseitig in ihrer beruflichen Kompetenz.

Eines Tages – Christa weiß nicht mehr genau, wie es dazu kommt – nimmt Barbara sie lange in den Arm. Christa kommen die Tränen. „Ich habe auf einmal stundenlang geheult, ich weiß gar nicht, warum. Vielleicht war es einfach das Gefühl, geborgen zu sein, angenommen zu werden. Ja, und von da an waren wir zusammen."

Von Anfang an verstecken die beiden ihre Beziehung nicht. Christa übernachtet während ihrer Bereitschaftsdienste in Barbaras Zimmer und meldet sich bei den Nachtschwestern mit deren Telefonnummer ab. Dennoch bemühen sie sich, Provokationen zu vermeiden und keinen Anstoß zu erregen. Zum Beispiel nehmen sie sich in Gegenwart von anderen nicht in den Arm. Aber sie sind als Paar für die KollegInnen sichtbar und werden damit akzeptiert. Der Verwaltungsleiter lässt schon mal „Grüße an die bessere Hälfte" ausrichten.

Christa geht davon aus, dass ihre Verbindung akzeptiert wird, weil sie beide fachlich und persönlich sehr anerkannt sind und mit ihrer engagierten Arbeit geschätzt werden. An negative Reaktionen kann sie sich nicht erinnern.

Wendezeit

Die Arbeit im kirchlichen Krankenhaus ist für Christa nicht nur wegen der guten Ausstattung attraktiv. Sie kann hier den in staatlichen Häusern stets gegenwärtigen politischen Strukturen auch besser entgehen. Dort wäre sie schon als Stationsärztin Leiterin eines sozialistischen

82

Kollektivs gewesen, hätte regelmäßig Versammlungen abhalten und Berichte schreiben müssen. In den kirchlichen Häusern gibt es das nicht, und Christa kann sich voll und ganz der Versorgung der Patientinnen widmen.

Die Stasi ist allerdings auch hier sehr präsent, wenn auch nicht offensichtlich. In den kirchlichen Kliniken finden viele Menschen Unterschlupf, die ihre Arbeit in staatlichen Kliniken verloren haben, weil sie Ausreiseanträge gestellt haben. Die Stasi interessiert sich sehr für sie und überwacht sie, wenn möglich. Christa schildert die allgemeine Unsicherheit: „Die hatten sich sehr gut getarnt, und so wusstest du nie, wer dir gegenübersteht." Nach der Wende wird zum Beispiel eine enge Mitarbeiterin des Verwaltungsleiters, die als völlig vertrauenswürdig galt, als Stasi-Mitarbeiterin enttarnt. Das ist für alle ein großer Schock.

In der Zeit der Wende „verschwinden" viele ÄrztInnen in den Westen. Wegen des Ärztemangels wird Christa gebeten, in einer Klinik in Dresden auszuhelfen. Sie findet die politisch aufgeladene Atmosphäre dort spannend und geht nach Feierabend mit auf die großen Demonstrationen. Als besonders eindrucksvolles Erlebnis schildert sie aber die große Demonstration in Berlin am 4. November 1989, bei der eine halbe Million Menschen auf der Straße sind, „wo kein Mensch dran gedacht hat, dass die Mauer so schnell weg ist". Die Freude über den Mauerfall fünf Tage später ist unbeschreiblich.

Praxisgründung

Nach der Wende verändern sich auch die Strukturen im Medizinbetrieb. Die Polikliniken sollen schrittweise aufgelöst werden, und es gibt jetzt die Möglichkeit, sich mit einer eigenen Praxis selbstständig zu machen. Christa entschließt sich 1992, den Schritt zu wagen und gemeinsam mit ihrer Partnerin Barbara eine Praxis zu gründen.

Als größte Schwierigkeit erweist es sich, geeignete Räume für die Praxis zu finden. Nach langer Suche finden sie ein Provisorium in Blankenfelde am Stadtrand von Berlin, in der Nähe ihres Wohnortes. Dort können sie eine „Baracke" herrichten und sie bis zum geplanten Abriss vorübergehend nutzen. Bis dahin soll ein Neubau fertig sein, in den sie einziehen können. Die Praxis ist vom ersten Tag an sehr erfolgreich. Mit den Arbeitsabläufen sind Christa und Barbara durch die Arbeit in der Krankenhausambulanz, die Barbara geleitet hat, sehr vertraut. Barbara hat außerdem in ihren letzten Wochen in der Klinikambulanz bereits Termine für die Praxis vergeben. Und da es in der Umgebung keine anderen FrauenärztInnen gibt, kommen viele neue Patientinnen in die Praxis.

Während der Bauphase der neuen Praxisräume gibt es noch einmal sehr viel Arbeit. Aber Christa und Barbara genießen es, die Räume ganz nach ihren Wünschen planen zu können. Barbara wacht ständig darüber, dass ihre Pläne korrekt ausgeführt werden. Die neue Praxis wird sehr funktionell und geschmackvoll eingerichtet. Beide arbeiten 15 Jahre lang sehr gerne dort, voller Stolz auf ihr Werk.

2008 gibt Christa die Praxis ab und geht gemeinsam mit Barbara in den Ruhestand. Sie ist froh, rasch eine passende Nachfolgerin zu finden, der sie die Praxis und ihre Patientinnen gerne übergibt. Die Praxis wird beim Verkauf finanziell sehr gut bewertet, was Christa und Barbara als Anerkennung für ihre Arbeit wahrnehmen.

Offenheit im beruflichen Umfeld

Wie schon in der Klinik ist auch in der Praxis den Mitarbeiterinnen von Anfang an klar, dass Christa und Barbara ein Paar sind. Mit Christa, der „Chefin" sprechen sie nie darüber. Barbara wird aber gelegentlich gefragt, zum Beispiel wie lange sie sich schon kennen und wie sie zusammenleben. Die beiden laden die Mitarbeiterinnen auch zu sich nach Hause ein, sie empfinden das Verhältnis zu ihnen als sehr locker und angenehm.

Gegenüber den Patientinnen sind sie dagegen sehr zurückhaltend. Zwar gehen sie davon aus, dass einige Patientinnen aus der Nachbarschaft wissen, dass sie zusammenleben. Aber gesprochen wird nie darüber. Christa kann sich nicht an negative Reaktionen von Patientinnen erinnern, aber

84

es wäre auch nicht aufgefallen, wenn einzelne Patientinnen weggeblieben wären, da die Praxis immer voll war.

Einmal spricht eine Patientin Christa explizit als lesbische Ärztin an. Christa ist erschrocken, sie sieht sich nicht als Lesbe und empfindet den Begriff als negativ.

Hauskauf und Heirat

Christa und Barbara zögern zu heiraten, solange sie noch die Praxis haben. Sie befürchten, dass ihre Beziehung nicht akzeptiert würde, und Nachteile für die Praxis, wenn die Verbindung durch die Heirat bekannt würde. Erst nachdem sie die Praxis aufgegeben haben, wagen sie diesen Schritt. Die Reaktionen der MitarbeiterInnen im Standesamt, unter denen auch Patientinnen der Praxis sind, sind beeindruckend. Christa und Barbara werden aufs Allerherzlichste willkommen geheißen und als Paar, dessen Verpartnerung schon lange erwartet wurde. Und sie werden als das erste Frauenpaar, das an diesem Ort heiratet, gefeiert. Auch von ehemaligen Patientinnen kommen Gratulationen und Blumen. Die Offenheit und der selbstverständliche und akzeptierende Umgang mit ihrer Lebensweise überraschen Christa und Barbara und berühren sie sehr.

Zu ihrem Coming-out gehört schon zuvor, 1982, der Kauf ihres Hauses in Hohen Neuendorf. Es ist ein richtiger Kampf gegen die Gemeindeverwaltung, die mit Hinweisen auf immer neue Paragrafen verhindern will, dass Christa und Barbara als Frauenpaar ein Haus kaufen. Zusätzlich zum Kaufvertrag brauchen sie eine Wohnungszuweisung, um gemeinsam einziehen zu können. Diese wird ihnen unter der Bedingung zugestanden, dass sie fünf Monate nach Abschluss des Kaufvertrages im Haus wohnen. Da das Haus komplett saniert werden muss und es kaum möglich ist, Handwerker zu bekommen, müssen sie alles in der knappen Freizeit neben der Arbeit mithilfe von „Feierabendbrigaden" schaffen. Tatkräftige Unterstützung bekommen sie von Christas Mutter, ohne die das nicht möglich gewesen wäre. Inzwischen leben sie seit 30 Jahren im gemeinsamen Haus.

Coming-out in der Familie

In Christas Familie ist das Coming-out sehr schwierig. Ihre Mutter braucht lange, um Barbara als Partnerin der Tochter zu akzeptieren. Viele Jahre bleibt sie konsequent beim „Sie". Dabei mag sie Barbara und kann gut mit ihr zusammen in Haus und Garten arbeiten, aber sie möchte sie nicht als Christas Partnerin sehen. Christa vermutet, dass möglicherweise Angst und Eifersucht im Spiel sind, Barbara könnte ihr die Tochter entfremden. Aber der wesentliche Grund ist sicher, dass ihre Mutter als konservative Katholikin die Beziehung als Sünde ansieht.

Auch die übrige Familie hält Distanz zu dem Paar. Zu Familienfesten wird Barbara zwar immer mit eingeladen, jedoch grundsätzlich als Christas Mitarbeiterin vorgestellt, um ja nicht den Verdacht aufkommen zu lassen, die beiden seien ein Paar. Deshalb will Barbara irgendwann nicht mehr mitkommen. Schließlich konfrontiert sie selbst Christas Familie mit den Worten: „Ich bin nicht die Arbeitskollegin von Christa, sondern seit 37 Jahren ihre Lebenspartnerin, könnt ihr das endlich mal akzeptieren?" Die Reaktion ist zunächst entsetztes Schweigen, dann „Im Fernsehen ist das weit weg, aber in der eigenen Familie …". Auch von der Verpartnerung erfährt die Familie erst zwei Jahre später. Christa erklärt die Reaktionen ihrer Familie damit, dass diese und besonders ihr Schwager sehr konservativ und engstirnig denken.

Barbaras Mutter nimmt Christa dagegen herzlich an.

Identität als Frauenpaar

Kontakte zu Lesben haben Christa und Barbara erst seit Kurzem. Sie haben sich nicht als Lesben gesehen; keine der beiden hat jemals den Wunsch nach einer Frauenbeziehung verspürt. Ihre Beziehung hat sich vielmehr „einfach so ergeben" und fühlt sich gut und richtig an.

Beide waren früher mal in Männer verliebt. Christa kam dadurch jedoch in Konflikte zwischen ihrem Wunsch nach Familie und Kindern einerseits und ihrem Beruf andererseits. Ihr war klar, dass sie die Spannung zwischen der enormen beruflichen Belastung in der Geburtshilfe und der Sorge und Liebe zu eigenen Kindern nicht aushalten würde. Da sie sich jedoch ohne Kinder keine Beziehung zu einem Mann vorstellen konnte, entschied sie sich, allein zu leben. Auch Barbara hätte sich in der Jugend gut eine Familie vorstellen können. Dann hatte sie jedoch den Plan, Ordensschwester zu werden, und später scheiterte eine Liebe zu einem Mann an der Ost-West-Grenze.

Christa ist sehr froh, dass sie mit Barbara eine Beziehung leben und gleichzeitig ihr berufliches Engagement ohne Einschränkung verwirklichen konnte. Barbara unterstützte sie darin rückhaltlos und war eine verständnisvolle Gesprächspartnerin für alle beruflichen und sonstigen Sorgen. Sie erledigte die Hausarbeit und hielt Christa den Rücken frei, indem sie viele Alltagspflichten übernahm. Wenn Christa völlig erschöpft von den Nachtdiensten nach Hause kam, konnte sie sich erholen und entspannen. Ohne diese Unterstützung hätte sie ihre Promotion neben der Arbeit nicht schreiben können.

Die beiden dachten lange, sie seien die einzigen, die so leben. In der ehemaligen DDR war die lesbische Lebensweise kein Thema, es gab sie nicht bzw. war sie eine Krankheit. Aber die beiden suchten auch nie danach – sie kamen gar nicht auf diese Idee.

Christa und Barbara haben freundschaftliche Kontakte mit Nachbarn und Menschen aus der Umgebung, alles heterosexuelle Paare. Diese akzeptieren, dass die beiden zusammengehören, und wenn sie eine von ihnen allein treffen, fragen sie manchmal, wo denn der Zwilling sei.

Begegnung mit Lesben im Netzwerk *Charlotte*

Als Barbara vor wenigen Jahren an Burstkrebs erkrankte, sprach die Ärztin im Krankenhaus sie und Christa auf ihre Beziehung an. Selbst lesbisch, erzählte sie den beiden vom Netzwerk lesbischer Ärztinnen. Gemeinsam wagten sie, zu einem der Treffen von *Charlotte e. V.* zu fahren, und lernten dort zum ersten Mal andere Lesben kennen.

Anfangs konnte Christa sich nicht vorstellen, sich mit Frauen zu identifizieren, die in der Öffentlichkeit explizit als Lesben auftreten, dieser Begriff ist für sie negativ besetzt. Die Frauen, die sie bei den Netzwerktreffen kennenlernte, fand sie jedoch sympathisch, offen und unkompliziert. Sie kommt inzwischen gerne zu den Seminaren und freut sich, dort Frauen mit dem gleichen Beruf und der gleichen Lebensweise zu treffen. Außerdem schätzt sie die vertrauensvolle und achtsame Atmosphäre.

Ruhestand – neue Freiräume

Nach den vielen arbeitsreichen Jahren genießt Christa seit vier Jahren das Leben im Ruhestand. Zuletzt hatte sie sich zunehmend danach gesehnt, endlich mehr Freiräume zu haben und nicht mehr unter dem ständigen Druck zu leben, funktionieren zu müssen und nie krank sein zu dürfen. Nun hat sie endlich Zeit für ihre anderen Interessen, zum Beispiel für Haus und Garten. Sie macht einen Englischkurs, hört sich interessante Vorträge an oder besucht Konzerte.

Auch die Brustkrebserkrankung von Barbara forderte viel Zeit und Energie. Beide sind froh, dass der Krebs erst nach der Praxisaufgabe auftrat und sie Zeit und Ruhe für die eingreifenden Behandlungen hatten. So konnte Christa Barbara zu wichtigen Terminen begleiten und sie immer unterstützen.

Die Arbeit mit kranken Menschen können weder Christa noch Barbara ganz aufgeben. Nachdem Barbaras Krankheit überstanden war, besuchten sie gemeinsam als Gasthörerinnen Vorlesungen über Palliativmedizin und ließen sich in der Hospizarbeit ausbilden. Nun begleiten sie an mehreren Tagen pro Woche schwer kranke und sterbende Erwachsene oder Kinder und deren Familien.

Sabine, 46, Internistin in der Pharmaindustrie
„Es bleibt natürlich ein Thema im Beruf:
Wie gehe ich mit meinem Lesbischsein um?"

Sabine ist 46 Jahre alt. Sie ist Internistin mit onkologischem Schwerpunkt und arbeitet für eine Pharmafirma in Berlin. Sie leitet ein wissenschaftliches Team, das Zulassungsstudien für Medikamente zur Behandlung von Brustkrebs durchführt. Mit ihrer Frau Lisa und der gemeinsamen neunjährigen Tochter Lena lebt Sabine im eigenen Haus mit Garten in einem kleinen Dorf in der Nähe von Berlin.

Sabine wuchs in Neumünster mit zwei älteren Brüdern auf. Ihr Vater ist Krankenpfleger und war viele Jahre Pflegedienstleiter im örtlichen Krankenhaus. Die Mutter hat eine Ausbildung als MTA, hat aber wegen der Geburt der Kinder nie in diesem Beruf gearbeitet. Sie musste gegenüber ihrem Ehemann durchsetzen, dass sie überhaupt arbeiten durfte, und fand dann eine Teilzeitstelle in einer angelernten Tätigkeit, die sie bis zur Rente ausübte.

Der Hausarzt als Vorbild

Die Entscheidung, Ärztin zu werden, trifft Sabine als Jugendliche. Sie bewundert damals den Hausarzt der Familie und seine Arbeit. „Das war einer von der alten Schule, der noch richtig zugehört hat." Dieses Vorbild motiviert sie, Medizin zu studieren und durch ihre praktische Arbeit anderen Menschen zu helfen. Außerdem will sie verstehen, wie der menschliche Körper funktioniert. Während der letzten Schuljahre bereitet sie sich schon gedanklich auf das Medizinstudium vor, sie liest Anatomie- und andere medizinische Fachbücher. „Ich wusste schon in der Oberstufe, dass ich Medizin studieren würde, und war ganz scharf drauf, endlich anfangen zu dürfen."

Die Eltern sind stolz auf Sabines gute Schulleistungen und sie darf aufs Gymnasium, allerdings denken sie darüber nach, sie von der Schule zu nehmen, als ihre Noten während der Pubertät kurzzeitig schlechter werden. Sabine kann sich jedoch durchsetzen, das Abitur zu machen. Ihr

Wunsch, Medizin zu studieren, begeistert die Eltern zunächst nicht. Sie wäre die erste in der Familie, die studieren würde, und während des Studiums auf die finanzielle Unterstützung der Eltern angewiesen. Sabine kann ihren Wunsch aber dennoch verwirklichen, und inzwischen sind die Eltern sehr stolz auf den beruflichen Erfolg ihrer Tochter.

Von der Allgemeinmedizin zur Onkologie

Während des Studiums hat Sabine großes Interesse an der Allgemeinmedizin, findet aber auch die Frauenheilkunde spannend. Sie wählt dieses Fach für das Praktische Jahr, stellt da allerdings fest, dass sie dem emotionalen Stress in der Geburtshilfe nicht gewachsen ist.

Nach dem Studium sucht sie eine Stelle in der Inneren Medizin, als Vorbereitung auf die Tätigkeit als Hausärztin. Das ist zu dieser Zeit äußerst schwierig, und Sabines Bewerbungen bleiben ohne Erfolg. Daher geht sie zunächst für ein Jahr nach England, um dort zu arbeiten. Zurück in Deutschland ist die Situation unverändert. Schließlich sieht sie keinen anderen Weg, als den Einfluss ihres Vaters als Pflegedienstleiter im örtlichen Krankenhaus zu nutzen, um dort eine Stelle zu bekommen. Dieser Schritt ist ihr äußerst unangenehm. Sie muss ihrem Vater gegenüber eingestehen, dass sie mit ihren Bewerbungen nicht erfolgreich ist. Und sie fühlt sich unwohl, im gleichen Krankenhaus zu arbeiten, in dem ihr Vater eine Leitungsposition innehat.

Während ihrer Arbeit in der Inneren Medizin kommen ihr zum ersten Mal Zweifel, ob sie für den Beruf der Hausärztin wirklich geeignet ist. Die Arbeit mit den PatientInnen macht ihr zwar Spaß und es gelingt ihr leicht, einen einfühlsamen und vertrauensvollen Kontakt zu ihnen aufzubauen. Sie kümmert sich sehr engagiert um sie und bleibt dafür oft länger auf der Station. Allerdings fällt es ihr schwer, sich von den PatientInnen und deren Leiden abzugrenzen. Die Sorge um sie belastet sie auch nach Dienstschluss. Sabine befürchtet, diese Last würde noch größer, wenn sie als Hausärztin ihre PatientInnen über viele Jahre kennt und begleitet.

Daher erwägt sie, in der Klinik zu bleiben, in der Hoffnung als Oberärztin mehr Distanz zu den PatientInnen zu bekommen und sich besser abgrenzen zu können. Inzwischen interessiert sie sich auch für die Innere Medizin als Fach, besonders als sie Gelegenheit bekommt, sich in neuen onkologischen Behandlungsmethoden zu spezialisieren, die in der Abteilung etabliert werden sollen, und sich dafür einige Wochen lang in einer Universitätsklinik fortzubilden. Die neuen Behandlungen werden in interdisziplinären Teams und im Rahmen von Studien durchgeführt. Sabine entdeckt dabei ihre Freude am wissenschaftlichen Arbeiten. Außerdem hat sie das Gefühl, mit den neuen Therapien mit besseren Heilungschancen an Krebs erkrankten PatientInnen wirklich helfen zu können.

Sabine sucht nun eine Stelle im onkologischen Bereich, die sie in einer Klinik in Kiel findet. Ihr berufliches Engagement bringt sie aber auch hier an die Grenzen ihrer emotionalen Belastbarkeit. Neben der Versorgung der PatientInnen empfindet sie die Konkurrenz unter den KollegInnen als ständigen Stress.

Die Facharztprüfung für Innere Medizin schafft sie gerade noch, aber kurz vor der Teilgebietsprüfung für die Onkologie „verlassen sie endgültig ihre Kräfte". Sie bekommt eine Depression und beginnt eine Therapie.

Wechsel in die pharmazeutische Industrie

Während der Therapie sucht Sabine erneut nach einer beruflichen Perspektive. Sie will als Ärztin arbeiten, ohne PatientInnen versorgen zu müssen. Sabine bewirbt sich auf eine Stelle in einer Pharmafirma und hofft, dass die Arbeit hier für sie leichter wird. Und sie freut sich darauf, weiter wissenschaftlich arbeiten zu können.

Sie findet eine Stelle in Hamburg und zieht um. Sowohl die neue Arbeit als auch der Umzug in eine andere Stadt tun ihr gut. Mit frischer Energie startet sie in ihren neuen Beruf. Die Arbeit lässt ihr zum ersten Mal auch Zeit und Energie, sich um ihr Privatleben zu kümmern, und sie wagt nun ihr Coming-out.

Coming-out unter schwierigen Umständen

Schon in der Pubertät ist Sabine klar, dass sie lesbisch ist. Die Erkenntnis ängstigt sie sehr, da sie weiß, dass ihre Eltern sie damit ablehnen würden.

Deshalb kann sie sich selbst nicht annehmen und versucht viele Jahre lang, „ganz normal zu funktionieren". Sie hat Beziehungen mit Männern, weil sie denkt: „Ich kann das nicht bringen, ich muss normal sein."

Ihre Mutter hat ihr vorgelebt, den eigenen Bedürfnissen wenig Wert beizumessen und stattdessen die Erwartungen anderer zu erfüllen. Von ihrer Tochter fordert sie ebenfalls Selbstdisziplin und angepasstes Verhalten. Als sich Sabine schließlich doch outet, bekommt sie von der Mutter zu hören, sie habe erwartet, dass Sabine wenigstens alleine bliebe, wenn sie schon nicht mit einem Mann zusammenleben wolle.

In ihren ersten Jahren als Ärztin findet Sabine auch kein berufliches Umfeld, in dem sie das Coming-out wagen kann. Sie arbeitet in einem kirchlichen Krankenhaus, in dem auch ihr Vater beschäftigt ist, und dazu noch ihrer Heimatstadt. Auch nach dem Wechsel in die Onkologie ist sie weiter in einer kirchlichen Klinik beschäftigt, in der ein sehr konservatives Klima herrscht. Die Stadt ist nicht groß, sodass ihr auch in der Freizeit PatientInnen und KollegInnen begegnen.

Sie arbeitet deshalb sehr viel und verdrängt ihre Gefühle und Wünsche. Die Arbeit lässt ihr keine Zeit für eine Beziehung und dient ihr als Rechtfertigung für das Single-Leben: „Ich bin Ärztin, und das fordert mich voll und ganz. Für eine Beziehung ist kein Platz in meinem Leben."

Rückblickend findet Sabine es schrecklich, dass sie während der Schulzeit, des Studiums und der ersten Berufsjahre ihre Sexualität mit Frauen nicht leben konnte. Sie war in dieser Zeit sehr einsam und litt darunter, nicht zu sich selbst stehen zu können. Der erste Mensch, mit dem sie über ihre lesbische Orientierung spricht, ist der Psychotherapeut, bei dem sie während ihrer Depression in Behandlung ist. Sie ist nun Anfang 30 und immer noch fällt es ihr schwer, das Thema anzusprechen. Der Therapeut, ein konservativer Psychoanalytiker der alten Schule, versucht ihr einzureden, dass sie gar nicht lesbisch sei, sondern andere Probleme habe. Sabine hat in dieser Zeit nicht die Kraft, lange nach einer geeigneten Therapeutin zu suchen. Die Reaktion des Analytikers bestärkt sie jedoch in ihrer Identitätsfindung. Dadurch, dass er ihr ihre sexuelle Orientierung ausreden will, spürt sie, wie stark ihr Wunsch nach einer

Beziehung zu einer Frau ist. „Und dieses kleine Pflänzchen wurde dann immer stärker."

Andere Menschen, denen sie sich anvertrauen würde, gibt es nicht. Stattdessen liest sie Bücher wie „Die Farbe Lila" und „Orangen sind nicht die einzige Frucht". Auch lesbische Schauspielerinnen wie Jodie Foster, die mit ihrer Partnerin zwei Kinder bekommt, werden zu Vorbildern.

Nach ihrem Umzug nach Hamburg sucht sich Sabine eine neue Therapeutin, die sie unterstützt und ihre ersten Schritte in der Hamburger Lesbenszene begleitet. In Hamburg fühlt sich Sabine befreit. Sie arbeitet nicht mehr in der Klinik und lebt in einer Stadt, in der sie niemand kennt. Sie hat nun „einen ganz starken Drang, ihr wirkliches Leben zu leben". Mit 33 traut sie sich, in eine Coming-out-Gruppe zu gehen und lernt dort zum ersten Mal lesbische Frauen kennen. Die meisten sind zwar viel jünger als sie, aber einzelne, die in ihrem Alter oder sogar älter sind, findet sie spannend.

Die Beziehung zu Lisa

Über eine Kontaktanzeige lernt Sabine Lisa kennen. Es ist Liebe auf den ersten Blick, die bis heute andauert. Sabine bezeichnet es als großes Glück, als Geschenk der Göttin. Auch für Lisa ist es die erste Beziehung. Das Coming-out gemeinsam zu erleben, schafft eine tiefe Bindung zwischen den beiden Frauen und festigt ihre Beziehung.

Als Sabine das Vertrauen hat, dass die Beziehung von Dauer sein wird, wächst in ihr das Bedürfnis, sie auch offen zu leben. Es ist ihr sehr wichtig, dass die Mutter als erste davon erfährt, obwohl dieser Schritt der schwerste in ihrem Coming-out ist. Sie weiß, dass sie ihre Mutter damit dem Vater gegenüber in eine schwierige Situation bringt und hat starke Schuldgefühle. Sie selbst hat aber große Angst davor, ihrem Vater von ihrer lesbischen Lebensweise zu erzählen, und ist froh, dass die Mutter das auf sich nimmt. Genau wie Sabine fürchtet sich auch ihre Mutter vor der Reaktion des Vaters, der zu Gewaltausbrüchen neigt. Die Situation kostet alle viel Kraft, und Sabine ist froh, dass sie mit ihren 34 Jahren schon einige Lebenserfahrung hat. Sie sieht, dass sie das Coming-out als Jugendliche nicht durchgestanden hätte.

Nachdem ihre Familie aufgeklärt ist, lässt Sabine auch ihren Chef wissen, dass sie nun eine Lebensgefährtin hat. „Aber nur so in einem Nebensatz. Ich habe mit ihm nicht extra einen Termin gemacht. Das fand ich nicht angemessen." Da der Chef sie als Single kennt, nutzt sie eine Firmenveranstaltung, zu der auch PartnerInnen eingeladen sind. Sie sagt ihm, dass sie ihre Partnerin mitbringen möchte. „Und damit war es klar."

Sie zieht nach kurzer Zeit mit Lisa in eine gemeinsame Wohnung. Lisa kann sich in ihrem beruflichen Umfeld allerdings nicht outen. Als katholische Theologin unterrichtet sie neben Mathematik auch Religion und würde ihre Stelle verlieren, sobald sie sich outet. Erst als sie eine neue berufliche Perspektive findet, leben die beiden ihre Beziehung weitgehend offen.

2001, gleich nach dem Inkrafttreten des Lebenspartnerschaftsgesetzes, heiraten Sabine und Lisa als eines der ersten Paare. 2002 bringt Lisa Lena zur Welt. Für Sabine geht mit Lenas Geburt ein Lebenstraum in Erfüllung. Sie hat sich immer gewünscht, Mutter zu sein, und es ist für sie ein bedeutsames Ereignis, als sie Lena 2005 adoptieren kann. Es ist ihr sehr wichtig, genügend Zeit mit ihrer Tochter zu verbringen, und sie ist unzufrieden damit, dass sie es nicht immer schafft. Eigentlich möchte sie sie regelmäßig abends ins Bett bringen. Aber oft finden gerade zu dieser Zeit internationale Telefonkonferenzen statt, an denen sie teilnehmen muss.

Stellenwechsel und Umzug nach Berlin

Nach Lenas Geburt wechselt Sabine noch einmal die Stelle und arbeitet nun in der internationalen Zentrale der Firma in Berlin. Die Familie zieht in ein Dorf in der Nähe von Berlin. Lisa bleibt anfangs zu Hause und betreut das Kind, inzwischen hat sie eine neue Stelle gefunden, die ihr gut gefällt.

Für Sabine und Lisa ist es ein Wagnis, als Lesbenpaar in ein kleines Dorf zu ziehen. Sie fühlen sich dort aber sehr wohl und haben gute Kontakte zu den Nachbarn. Wegen ihrer Lebensweise gibt es mit den

DorfbewohnerInnen bisher keine Probleme. Lisa unternimmt im Dorf viel gemeinsam mit Lena, ihren Freundinnen und deren Eltern. Sabine ist so oft wie möglich dabei.

Außerdem haben Sabine und Lisa Kontakt zu einem Lesbenpaar mit zwei Töchtern in der Nähe. Die Familien besuchen sich gegenseitig, allerdings viel zu selten, wie Sabine findet. Beiden Paaren fehlt wegen des beruflichen Engagements die Zeit dafür.

Neue berufliche Herausforderungen

In Berlin übernimmt Sabine nach kurzer Zeit die Leitung eines Teams von Wissenschaftlern. Sie ist jetzt verantwortlich für die weltweite Entwicklung eines neuen Medikaments gegen Brustkrebs, eine Aufgabe, für die sie sich voller Energie engagiert. Wieder arbeitet sie sehr viel und geht über ihre Belastungsgrenzen hinaus. Sie kann immer weniger abschalten und hat kaum Zeit für Lena. Am Ende ihrer Kräfte wird sie erneut depressiv und muss einige Monate in der Klinik behandelt werden. Im Rahmen einer beruflichen Rehabilitation steigt sich danach schrittweise wieder in den Beruf ein und arbeitet nun seit zwei Jahren mit 30 Wochenstunden in Teilzeit.

Mit der chronischen Erkrankung fühlt sie sich in ihrer Firma sehr gut aufgehoben und professionell betreut. Die Betriebsärztin und eine Sozialarbeiterin begleiten sie auch nach dem Ende der Rehabilitation weiter in regelmäßigen Gesprächen. Auch von ihrem Chef fühlt sich Sabine gut unterstützt.

Die Forschung zu neuen Behandlungsmethoden von Brustkrebs ist ihre Leidenschaft. Hier kann sie ihre Erfahrungen und Kenntnisse optimal einsetzen. Es bleibt deshalb eine Herausforderung für sie, ihre Belastungsgrenze im Blick zu behalten und genug auf ihre Erholung zu achten.

Erfahrungen als lesbische Ärztin in der Pharmaindustrie

Im Vergleich zur Arbeit in der Klinik empfindet Sabine die Pharmaindustrie ihrer Lebensweise gegenüber als deutlich offener. In der Klinik sind ihr nie lesbische Ärztinnen oder schwule Ärzte begegnet, wenn es welche gab, haben sie sich wohl nicht geoutet. Sie wären zwar nach ihrer Einschätzung nicht entlassen worden, aber das Klima war nicht gerade akzeptierend.

In ihrem jetzigen, relativ toleranten beruflichen Umfeld macht sie dennoch auch negative Erfahrungen. An ihrer ersten Stelle ist sie im Marketing beschäftigt und hat sehr viel Kontakt mit den Außendienst-Kollegen im Vertrieb, deren Verhalten sie als machohaft empfindet. Diese Kollegen kennen sie als Hetera und haben große Schwierigkeiten damit, sie als Lesbe zu akzeptieren. Auch ihr Chef ist nicht begeistert. „Ich hatte zwar den Eindruck, dass ich nicht gemobbt wurde, das war nicht offen feindselig. Aber man hat mich ein bisschen isoliert. Ich war nicht mehr richtig dabei." Plötzlich finden Teambesprechungen ohne sie statt und sie bekommt bestimmte Informationen nicht mehr. Sie hat das unbestimmte Gefühl, von den KollegInnen ausgegrenzt zu werden. „Ich weiß nicht, ob es an meinem Lesbischsein lag, ich wüsste aber auch nicht, woran sonst."

Zu Sabines Arbeit gehört es, den Kontakt mit KundInnen, also den ÄrztInnen in Kliniken und Praxen, zu pflegen. Bei Kongressen werden diese zum Essen eingeladen, Sabine muss dabei die Firma repräsentieren und die KundInnen mit Small Talk unterhalten. Dabei sind Familie und Privatleben beliebte Themen. Anfangs ist Sabine vorsichtig, sie erfindet entweder einen Mann oder weicht aus. Sie empfindet das aber zunehmend als unangenehm. „Ich habe dann gesagt: Ich habe Familie, und ich lebe in einer festen Partnerschaft. Aber wenn weiter gefragt wurde, habe ich es nicht fertig gebracht, von Lisa als ‚er' zu sprechen. Ich habe es dann ganz selbstverständlich einfließen lassen. Ich hatte zwar keine Lust, mich ständig zu outen, aber ‚er' zu sagen, fand ich noch unangenehmer." Irgendwann beobachtet sie, dass es ihrem Chef missfällt, wenn sie sich auf diese Weise Kunden gegenüber outet. „Er hat sich zwar nicht getraut, mit mir darüber ein Gespräch zu führen. Aber ich habe gemerkt, dass ihm das unangenehm war."

Bei den ÄrztInnen erlebt sie unterschiedliche Reaktionen. Von manchen, eher älteren Männern, wird sie in voyeuristischer Weise ausgefragt.

Jüngere Ärzte und Ärztinnen reagieren oft neutral, manchmal erlebt sie auch positives Interesse. Diese Erfahrungen unterstützen ihre Entscheidung, nicht weiter im Marketing zu arbeiten, sondern in den Bereich der klinischen Forschung zu gehen.

In ihrer jetzigen Position erlebt sie keine Benachteiligungen mehr. Sie ist froh, dass sie, seit sie in der Forschung arbeitet, keine KundInnen mehr hofieren muss. Sie hat weiterhin viele Kontakte, überwiegend mit internationalen KollegInnen. Auch in diesen Kreisen gehören Gespräche über Privatleben und Familie zum Alltag. Zwar geht Sabine inzwischen offen mit ihrer Lebensweise um, aber selbstverständlich ist das Reden darüber nie. Sabine hat ihre eigene Strategie für diese Situationen entwickelt: „Ich spreche nicht von mir aus darüber. Wenn ich gefragt werde, ob ich Familie oder Kinder habe, dann sage ich erst mal, ja, ich habe eine Tochter. Und wenn dann gefragt wird: Und was macht Ihr Mann? Dann sage ich: Meine Frau ist Lehrerin. Und darauf kommt meistens keine Reaktion. Manchmal ergibt sich ein Gespräch, das ist dann aber fast immer positiv."

Sabine denkt, dass die internationalen KollegInnen möglicherweise höflicher und souveräner sind als die deutschen. Vielleicht schafft auch die englische Sprache, die bei diesen Kontakten üblich ist, mehr Distanz. Trotzdem ist der Umgang mit ihrer Lebensweise auch in diesem Umfeld noch lange nicht selbstverständlich. Als eine Kollegin aus den USA besonders positiv reagiert und davon schwärmt, dass Lesben in Deutschland viel mehr Rechte haben als in den USA, und begeistert ist, dass Sabine die Tochter ihrer Partnerin adoptieren konnte, ist es ihr unangenehm, dass dieses Thema für den Rest des Abends das Gespräch dominiert. Außerdem sieht sie, dass eine Bemerkung zu ihrer Familiensituation und Lebensweise im heterosexuellen Kontext immer als sexuelle Äußerung wahrgenommen wird. Sie will nicht beim Small Talk ständig über ihre Sexualität reden, muss das aber in Kauf nehmen, wenn sie offen ist.

So bleibt es weiterhin eine wichtige Frage in ihrem Berufsleben: Wie gehe ich damit um, dass ich lesbisch bin? In ihrem Arbeitsumfeld in der Industrie findet das Thema inzwischen auch offizielle Aufmerksamkeit.

Sabine berichtet, dass in der Pharmaindustrie inzwischen neben beruflicher Förderung von Frauen auch Diversity wichtig geworden ist. In der Firmenphilosophie ihres Arbeitgebers ist festgehalten, dass niemand wegen seiner oder ihrer sexuellen Orientierung diskriminiert werden darf. Ihr Chef begrüßt es, mit einer Lesbe im Team diese Philosophie umsetzen und sich als Führungskraft positiv darstellen zu können.

Außer Sabine gibt es weitere offen lebende lesbische und schwule MitarbeiterInnen in der Firma. Schwule und Lesben verschiedener Firmen hatten auch einen eigenen Verein gegründet, der aus dem Diversity-Budget der einzelnen Firmen finanziell gefördert wurde. Dieser Verein beteiligte sich an der Organisation eines Kongresses zum Thema Diversity und organisierte Vorträge und Seminare zu „Homosexualität im Arbeitsumfeld", die große Aufmerksamkeit fanden. Der Kongress und die Arbeit des Vereins haben sehr zur Sichtbarkeit von Lesben und Schwulen im Berufsleben beigetragen. Inzwischen hat sich der Verein aber aufgelöst. Das Engagement hatte stark nachgelassen, da nur noch wenige Bedarf dafür sahen. Stattdessen gibt es in ihrer Firma nun ein eigenes, von der Geschäftsleitung unterstütztes Forum für GLBT-Mitarbeiter (Gay, Lesbian, Bisexual and Trans), dem Sabine sich angeschlossen hat.

Nationale und internationale Netzwerke

In Sabines Berufsfeld sind Netzwerke ein zentraler Bestandteil der Arbeit. Der berufliche Austausch in verschiedenen internationalen Fachgesellschaften ist sehr wichtig. Außerdem gibt es im Bereich der Industrie Netzwerke für klinische ForscherInnen. Diese sind ähnlich wie soziale Netzwerke im Internet organisiert und werden lebhaft genutzt – auch von Headhuntern. Über dieses Internetnetzwerk weiß Sabine, woran die KollegInnen aktuell arbeiten, bei welcher Firma sie gerade sind, und kann sich leicht mit ihnen verabreden, zum Beispiel bei Kongressen.

Sabine genießt die Vernetzung und den Austausch, die nun zu ihrer Arbeit gehören. Die großen wissenschaftlichen Projekte, an denen sie beteiligt ist, erfordern die Kooperation zahlreicher ExpertInnen. Diese kollegiale Zusammenarbeit hat ihr in der Klinik gefehlt. Dort arbeiten die KollegInnen eher gegeneinander als miteinander, außerdem hat sie es als sehr einschränkend erlebt, keine Kongresse besuchen zu können, weil sie dafür nicht frei bekam.

Zu *Charlotte e.V.*, dem Netzwerk lesbischer Ärztinnen, kommt Sabine schon kurz nach ihrem Coming-out. Sie erfährt davon durch eine der Mitfrauen, die sie in Hamburg kennenlernt. In dieser Phase ist der Kontakt zu anderen lesbischen Ärztinnen für sie sehr wichtig. Allerdings macht sie sich Sorgen, wie ihre Tätigkeit für die Pharmaindustrie aufgenommen wird. Diese Angst ist nicht unberechtigt: Sabine wird gefragt, warum sie sich für diesen Job entschieden habe. Die Frage hört sich für sie nicht nur nach Interesse an, sondern auch wie ein Vorwurf: Warum prostituierst du dich für die Industrie? Sie arbeitet damals noch im Marketing und fühlt sich zwar nicht direkt abgelehnt, aber doch sehr kritisch beäugt. Sie hört auch heraus, dass ihr übel genommen wird, sich vor der Arbeit in der Klinik und der Versorgung von PatientInnen zu drücken, für geregelte Arbeitszeiten und ein gutes Gehalt. „Was natürlich auch Teil meiner Motivation war, ich wollte nicht mehr ausgebeutet werden."

Auch die Themen der Seminare treffen nicht ganz ihre Interessen, da sie meist emotionale und persönliche Aspekte des lesbischen Lebens als Ärztin aufgreifen. Sie selbst möchte sich im Netzwerk mit politischen Themen beschäftigen, zum Beispiel mit der rechtlichen Benachteiligung von Lesben. Sabine versucht immer wieder, solche Themen vorzuschlagen, trifft aber nicht auf die Zustimmung der anderen Mitfrauen. Es dauert einige Jahre, bis sie sich durchsetzen kann und ein Seminar zur rechtlichen Situation von lesbischen Ärztinnen organisiert. Aber auch bei diesem Seminar findet sie ihre Mitfrauen sehr unpolitisch. Den Teilnehmerinnen geht es weniger darum, sich für Verbesserungen zu engagieren als sich über eigene Rechte und Pflichten bei einer Verpartnerung zu informieren. Sabine ist enttäuscht, dass die Mehrzahl der Teilnehmerinnen zögert, ihre Partnerschaften eintragen zu lassen. Sie sagt: „Wenn 2001 niemand eine Lebenspartnerschaft eingegangen wäre, dann hätten wir die Verbesserungen im Lebenspartnerschaftsgesetz nicht erreicht. Wenn alle sich so verhalten würden wie die Charlotte-Mitfrauen, hätten wir keinen Fortschritt erzielt. Hier fehlt mir die Solidarität, und die *Charlotten* sind mir zu unpolitisch."

Sabine genießt jedoch im Netzwerk den nahen persönlichen Austausch mit anderen Ärztinnen. Sie freut sich, von deren Erfahrungen mit der Arbeit in den Kliniken oder Praxen zu hören und zu erfahren, wie die berufliche Realität dort inzwischen aussieht. Diese Welt wäre sonst für sie verloren. Dass bei *Charlotte e. V.* ausschließlich Lesben sind, ist ihr inzwischen nicht mehr so wichtig, da sie sich in ihrer Identität sehr gefestigt fühlt. Sie bezeichnet es als zusätzlichen Gewinn, aber die Begegnung mit Frauen steht für sie inzwischen im Vordergrund.

Ein weiteres Netzwerk, in dem sich Sabine für die Rechte von Lesben engagiert, ist der LSVD (Lesben- und Schwulenverband Deutschland). Dort kann sie ihre politisch-kämpferische Seite ausleben. Sie beteiligt sich an vorderster Front daran, für das Adoptionsrecht für lesbische Co-Mütter zu kämpfen, macht viel Medienarbeit und stellt die eigene Familie in Presse, Funk und Fernsehen vor, um darüber Akzeptanz einzuwerben. Nachdem dieser Kampf gewonnen ist, führt sie mit Unterstützung des LSVD erfolgreich einen Prozess gegen das Ärztliche Versorgungswerk und erkämpft für Lesben in eingetragenen Partnerschaften die Witwenrente. Ihr nächstes Thema ist das Ehegatten-Splitting, auch hier will sie gegen die Benachteiligung verpartnerter Lesben vor Gericht klagen. Sie sagt, dass diese Arbeit sie zwar anstrengt und aufreibt, aber sie hat das Bedürfnis, weiter für ihre Rechte zu kämpfen.

Zufriedenheit und Perspektiven

Ihre depressive Erkrankung zwingt Sabine, sich intensiv mit den Bedingungen zu beschäftigen, die sie braucht, damit es ihr mit ihrer Arbeit gut geht. Sie hat Glück mit ihrem Chef, der Verständnis für ihre Situation hat und sie unterstützt, und kann sich einen Arbeitsbereich aufbauen, mit dem sie sehr zufrieden ist. Hier fühlt sie sich „am richtigen Platz". Auch die Arbeitszeit von 30 Wochenstunden bei einem sehr guten Gehalt entspricht ihren Bedürfnissen und Möglichkeiten.

Sorge bereitet ihr aber, dass sie ihre Karriere nicht fortsetzen kann, wenn sie weiterhin in Teilzeit arbeitet. Schon jetzt ziehen jüngere KollegInnen mit deutlich weniger Berufserfahrung an ihr vorbei und werden Führungskräfte. Sabine findet es schwierig, einen Vorgesetzten im gleichen Alter und mit der gleichen Qualifikation zu haben. Bei ihrem jetzigen Chef kann sie es noch gut akzeptieren, aber in einigen Jahren wird sie einen deutlich jüngeren und weniger erfahrenen Vorgesetzten haben. Dann wird es ihr nicht mehr leicht fallen, von ihm Weisungen entgegenzunehmen, und sie befürchtet, sich dann in der Hierarchie nicht mehr am richtigen Platz zu fühlen. Welche Probleme damit verbunden sind, beobachtet sie bei einigen älteren KollegInnen. Sie sagt: „Es ist schwierig, in diesem Industrieumfeld in Würde zu altern. Irgendwann sind alle Chefs jünger als man selbst und die Erfahrung zählt nur noch wenig."

Dass sie selbst nicht weiter aufsteigen und ihre Karriere fortsetzen wird, muss sie noch betrauern, und sie arbeitet daran, das zu akzeptieren. Gleichzeitig macht sie schon Pläne für ihre berufliche Zukunft. Sie möchte sich in einigen Jahren als Beraterin in ihrem Arbeitsbereich selbstständig machen, ein Weg, den viele ihrer älteren KollegInnen gehen. Aber bevor sie diese Entscheidung trifft, möchte sie abwarten, ob sich ihre psychische Gesundheit stabilisiert. Sabine fühlt sich als Hauptverdienerin für die finanzielle Absicherung der Familie und ihrer Tochter verantwortlich – die wahrscheinlich später auch studieren will.

Gabriele, 42, Gynäkologin in einer Gemeinschaftspraxis
„Ich bin als Feministin und Lesbe nie so diskriminiert worden
wie als Mutter."

Gabriele ist 42 Jahre alt. Sie ist Gynäkologin und hat gerade gemeinsam mit einer Kollegin in Bremen eine Praxis übernommen. Zusammen mit ihrer Frau Silke und den beiden Töchtern Jana und Ida lebt sie in einer Hausgemeinschaft mit dem Vater der Kinder, dessen Frau und deren gemeinsamer neunjähriger Tochter. Jana und Ida sind ein und drei Jahre alt.

Gabriele wuchs mit zwei jüngeren Geschwistern in Osnabrück auf. Ihr Vater ist Chemiker und hatte eine leitende Stellung in der Industrie, die Mutter ist Lehrerin.

Weg zum Medizinstudium

Ursprünglich, erinnert sich Gabriele, will sie wie ihre Mutter einmal Lehrerin sein. Aber ab dem Alter von etwa zehn Jahren verkündet sie in der Familie, sie wolle Ärztin werden. Ihr Wunsch wird sehr positiv aufgenommen und unterstützt, besonders von den Geschwistern des Vaters, die Ärzte sind. Nur die Ankündigung, sie wolle Chirurgin werden, findet ein Onkel, selbst Chirurg, für ein Mädchen unangemessen. Das fordert jedoch Gabrieles Widerstand heraus, und sie beschließt: „Jetzt erst recht!"

Später, als sie ernsthafter über ihre Berufswünsche nachdenkt, sieht Gabriele den Reiz am Arztberuf darin, dass ärztliche Fähigkeiten in jeder politischen und sozialen Lage und auf der ganzen Welt gebraucht werden. Außerdem interessiert sie, wie der menschliche Körper von innen aussieht und funktioniert. Einen Studienplatz zu bekommen, ist für sie angesichts guter Abiturnoten kein Problem und sie kann direkt nach dem Abitur an ihrer Wunschuniversität Münster mit dem Studium beginnen.

Coming-out

Ihre erste ernsthafte Liebesbeziehung – mit einer Frau – hat Gabriele im dritten Studienjahr. Nach dem Physikum unternimmt sie mit zwei Kommilitoninnen eine Reise und verliebt sich dabei in eine von ihnen.

Die Beziehung besteht sechs Jahre, bis zum Ende des Studiums. Gabriele ist nicht besonders überrascht, sich in eine Frau verliebt zu haben. Zwar hatte sie vorher gelegentlich „pro forma" einen Freund, verliebt hatte sie sich aber immer in andere Männer, die für sie unerreichbar waren.

Sie findet in Münster rasch Anschluss an die Lesbenszene. Direkt nach dem Urlaub lernt sie über die WG nebenan eine lesbische Medizinstudentin kennen, mit der sie eine Lesbengruppe gründet. Außerdem engagiert sie sich im Notruf für vergewaltigte Frauen. Dachte sie schon vor ihrem Coming-out „antipatriarchal", ohne sich in feministischen Kreisen zu bewegen, so wird sie nun in der Frauenbewegung von Münster aktiv und fühlt sich dort bald eingebunden.

An der Uni ist sie von Anfang an sehr offen mit ihrer Lebensweise – „schon aus Prinzip", aus lesbisch-feministischem Engagement. Ihre Partnerin studiert im gleichen Semester und die Beziehung ist für alle sichtbar. Negative Reaktionen erlebt Gabriele nicht. Einmal wird ihr zwar zugetragen, dass einige christlich engagierte KommilitonInnen planen, sie zu „bekehren", direkt wird sie damit jedoch nicht konfrontiert.

Das Coming-out gegenüber der Familie fällt ihr schwerer. Als sie sich nach einigen Monaten dazu entschließt, ihren Eltern von ihrer Lebensweise zu erzählen, ist die Reaktion „zwar nicht schlimm, aber auch nicht so schön, wie man sich das wünschen könnte". Die Eltern nehmen ihre Offenbarung kommentarlos hin. „Es war in Ordnung, so wie bei uns immer alles in Ordnung ist. Aber es wurde auch nicht darüber gesprochen." Die Geschwister zeigen aber Interesse an Gabrieles Lebensweise.

Überraschend ist für sie die Reaktion einer nahen Freundin, die sich nun selbst als lesbisch outet. Gabriele kann kaum glauben, dass diese ihre Beziehung zu einer Frau so lange vor ihr verborgen hat. Deren Partnerin ist allerdings Theologin und lebt in einem wenig akzeptierenden Umfeld. Trotzdem ist dieser andere Umgang mit der lesbischen Lebensweise für Gabriele befremdlich.

Nur zu einer Schulfreundin kühlt der Kontakt nach Gabrieles Coming-out deutlich ab, aber das liegt möglicherweise auch daran, dass sich gleichzeitig ihre Interessen auseinanderentwickeln.

Wahl der Fachrichtung

Gabriele interessiert sich zwar für die Gynäkologie, will sich aber zunächst noch nicht auf eine Fachrichtung festlegen. Um Einblicke in unterschiedliche Bereiche zu bekommen, wählt sie für die Famulaturen und das Wahlfach im Praktischen Jahr bewusst andere Fächer. Auch während ihrer Zeit als Ärztin im Praktikum (ÄIP) hat sie keine Präferenz für eine Fachrichtung. Ohnehin ist es in dieser Zeit sehr schwierig, eine Stelle zu finden. Gabriele besucht eine Tagung und macht dort mit einem Schild „Suche ÄIP-Stelle" auf sich aufmerksam. Sie spricht zwei ChefärztInnen an und eine davon, die Leiterin einer gynäkologischen Rehabilitationsklinik, bietet ihr tatsächlich eine Stelle an. In dieser Rehaklinik verbringt sie dann 15 Monate ihres ÄIP.

Sie beschreibt diese Stelle als einen sehr sanften Einstieg in die Gynäkologie. Die Chefin hat eine feministische Grundhaltung und ist der konventionellen Frauenheilkunde gegenüber sehr kritisch eingestellt. Den Patientinnen ihrer Klinik, die häufig schlechte Erfahrungen mit gynäkologischen Behandlungen und Operationen mitbringen, will sie eine frauengerechte Gynäkologie bieten. Gabriele schildert die Anleitung zur gynäkologischen Untersuchung als außergewöhnlich: Ausführlich wird ihr erklärt, wie sie Schmerzen und Unannehmlichkeiten für die Patientinnen so weit wie möglich vermeiden kann – etwas, was sie so nie wieder in diesem Fach erlebt hat. Die Chefin ist mit ihrer respektvollen Haltung gegenüber Patientinnen und der Kritik an der Schulmedizin für Gabriele eine glaubwürdige Autorität, im Gegensatz zu den Professoren im Studium, gegen deren abwertende Äußerungen über Patientinnen und KollegInnen sie sich wiederholt gewehrt hat.

Auf eine Fachrichtung legt sich Gabriele auch jetzt noch nicht fest. Die letzten drei Monate des ÄIP verbringt sie in einer internistischen Abteilung und wäre dort gerne geblieben, wenn sie eine feste Stelle bekommen hätte. Weil dies nicht klappt, bewirbt sie sich weiter auf Stellen unterschiedlicher Fachrichtungen und landet erneut in der Gynäkologie, diesmal in einer Akutklinik in Dortmund, wo auch die Arbeit im Kreißsaal und OP zu ihren Aufgaben gehört. Anfangs hat Gabriele Zweifel, ob sie damit zurechtkommen wird, in diesem Fach so viel mit heterosexuellem Leben konfrontiert zu sein, stellt aber rasch fest, dass ihr die Arbeit Spaß macht. In dieser Klinik bleibt sie fünf Jahre und wird Fachärztin für Gynäkologie.

Offenheit im beruflichen Umfeld

Nach dem Studium beginnt für Gabriele eine schwierige Zeit. Ihre Beziehung ging in die Brüche, außerdem musste sie Münster verlassen, wo sie ein Netz von Freundinnen hatte und sich in der lesbisch-feministischen Szene zu Hause fühlte. Es ist unmöglich, hier eine Stelle zu finden. Deshalb – mit Trennungsschmerz, allein in einer neuen Stadt – ist sie froh, dass Chefärztin und Oberärztin der gynäkologischen Rehabilitationsklinik, an der sie 15 Monate ihres ÄIP verbringt, sie bereits durch ihre Aktivitäten im Bereich der Frauengesundheit kennen und von ihrer Lebensweise wissen. Gabriele fühlt sich sicher und akzeptiert. Sonst wäre es, wie sie meint, als Single schwierig gewesen, sich zu outen, da sich ohne Partnerin dafür nicht so einfach ein Anlass findet.

Bei ihrer nächsten Stelle in Dortmund spricht Gabriele ihre Lebensweise – mangels Partnerin – tatsächlich nicht aktiv an, auch wenn sie sie nicht verschweigt. Sie geht davon aus, dass mit der Zeit die meisten KollegInnen – Hebammen und ÄrztInnen – mitbekommen haben, dass sie lesbisch lebt. Gabriele trennt ohnehin Berufliches und Privatleben weitgehend und hat kaum persönlichen Kontakt zu ihren KollegInnen. Ihre privaten Kontakte sucht sie sich in lesbischen und politisch gleichgesinnten Kreisen außerhalb der Klinik.

Erst als sie erneut die Stelle wechselt und sich in Bremen bewirbt, outet sie sich schon im Bewerbungsverfahren bei einer Hospitation gegenüber einigen der zukünftigen KollegInnen. Inzwischen hat sie eine neue Beziehung und als sie gefragt wird, warum sie von Osnabrück nach Bremen ziehen will, nennt sie ihre Partnerin Silke als Grund für den Stellen- und Ortswechsel. Wenige Wochen nachdem sie die Stelle angetreten hat, findet ein Essen mit KollegInnen und deren PartnerInnen statt, zu dem sie Silke mitbringt und ihrem Chef vorstellt. Dieser begrüßt Silke freundlich mit einem Handschlag. Auch von den übrigen KollegInnen fühlt sich Gabriele mit ihrer Lebensweise vollständig akzeptiert.

An negative Reaktionen von KollegInnen kann sie sich nicht erinnern. Es wird ihr lediglich als Gerücht zugetragen, irgendjemand in der Klinik würde ihre Lebensweise nicht akzeptieren – aber sie bekommt diese Ablehnung nicht direkt zu hören. Gabriele bezeichnet es als ihre Strategie, offensiv offen zu sein, um keinen Raum für Gerüchte und Gerede hinter ihrem Rücken entstehen zu lassen.

Als besonderen Ausdruck der Wertschätzung und Akzeptanz erlebt sie die Reaktion der KollegInnen und Vorgesetzten auf ihre Verpartnerung. Obwohl sie zu dem großen Fest keine KollegInnen einlädt und danach erst einmal Urlaub hat, wird sie bei ihrer Rückkehr mit einem großen Geschenk empfangen. Sie ist völlig überrascht und sehr berührt.

Auch im Kontakt mit Patientinnen ist Gabriele weitgehend offen. Bei heterosexuellen Patientinnen outet sie sich zwar nicht explizit, versteckt sich aber auch nicht. An lesbische Patientinnen in der Dortmunder Klinik kann sie sich nicht erinnern – es sei denn, sie kannte sie schon vorher aus der örtlichen Lesbenszene. Sie ist selbst davon irritiert, geht aber davon aus, dass es bei den meist kurzen Kontakten in der Klinik wenig Anlass für Patientinnen gab, sich zu outen. In der Geburtshilfe müsste sie lesbische Paare jedoch erkannt haben, kann sich aber an keine derartige Situation erinnern. Im Gedächtnis geblieben ist ihr aber ein Frau-zu-Mann-Transsexueller, den sie auf der Station betreut hat. Sie fühlte sich für ihn besonders verantwortlich und nahm den Kontakt zum Anlass, sich intensiv mit diesem Thema zu beschäftigen und ihr neu erworbenes Wissen auch an die Kolleginnen in der Pflege weiterzugeben.

In der Klinik in Bremen betreut Gabriele dagegen öfter lesbische Frauen und deren Partnerinnen bei Geburten. Ihre KollegInnen empfinden das zunächst als ungewöhnlich, mit der Zeit wird der Umgang mit diesen Paaren aber zunehmend selbstverständlich.

Während Gabriele häufig frauenfeindliche und abwertende Äußerungen über Patientinnen sowohl im Studium als auch während ihrer Arbeit als Ärztin erlebt hat, kann sie sich nicht an explizit lesbenfeindliche

Äußerungen von KollegInnen erinnern. Einer ihrer Oberärzte, der eine wichtige Position in der Klinik in Bremen hat, betont vielmehr immer wieder seine Akzeptanz gegenüber der lesbischen Lebensweise. Gabriele weiß manchmal nicht, was sie davon halten soll, findet aber seinen Umgang mit lesbischen Patientinnen immer korrekt.

Beruf, Beziehung und Kinder

Als Gabriele nach einigen Jahren als Single ihre Partnerin Silke kennenlernt, warnt sie sie davor, sich in eine Ärztin zu verlieben. Ihr ist klar, dass die berufliche Belastung nicht viel Raum für eine Beziehung lässt. In den ersten Jahren führen die beiden eine Fernbeziehung. Gabriele arbeitet an jedem zweiten Wochenende und besucht an den übrigen Wochenenden häufig Fortbildungen oder Seminare. Oft reist Silke am Sonntagmorgen, wenn Gabriele aus dem Nachtdienst kommt, von Bremen nach Dortmund, um zumindest für den Rest des Wochenendes etwas Zeit mit ihr zu verbringen. Vorher ist nie klar, wie übermüdet und schlafbedürftig Gabriele sein wird, ja nicht einmal, wann genau sie nach Hause kommen wird – denn „es kann immer etwas Wichtiges sein, wofür man länger bleiben muss". Gabrieles Interessen sind, wie sie rückblickend sagt, in dieser Zeit auch sehr auf die Arbeit bezogen.

Silke kann sich auf diese Situation einlassen, da sie als Geschäftsführerin eines Frauenbuchladens genügend eigene Aufgaben und Interessen hat. Allerdings fällt ihr deutlicher als Gabriele auf, wie erschöpft und müde diese oft ist.

Gabriele bemüht sich, der Beziehung genügend Raum zu geben. Sie setzt nach dem Ende ihrer Weiterbildung durch, in Teilzeit arbeiten zu können und hat nun mehr Zeit für Silke und für andere Interessen. Und sie entschließt sich, eine Stelle in Bremen zu suchen, um mit Silke zusammenleben zu können. Zunächst arbeitet sie auch in Bremen in Teilzeit, erweitert jedoch schrittweise die Arbeitszeit bis zu einer vollen Stelle. Die Arbeit macht ihr Spaß und die Verantwortung in der neuen Position ist reizvoll, auch wenn ihr nun wieder wenig Zeit und Energie für Anderes bleibt. In Vollzeit zu arbeiten ist jedoch keine dauerhafte Perspektive für sie. Sie möchte damit gute finanzielle Voraussetzungen für die Kinder schaffen, die sie zusammen mit Silke bekommen möchte, und dann wieder in Teilzeit arbeiten.

Gabriele konnte sich immer vorstellen, eigene Kinder zu haben. Daran ändert sich auch durch ihr Coming-out nichts. Gabriele ist wohl gerade jung genug, um auch als Lesbe ein Leben mit Kindern nicht infrage zu stellen. Dass es mit der konkreten Umsetzung so lange dauert, liegt daran, dass sie erst auf die passenden Lebensumstände warten will.

Dazu gehört neben einer tragfähigen Beziehung die finanzielle Sicherheit. Gabriele will durch einen unbefristeten Arbeitsvertrag ausreichend abgesichert sein, außerdem wartet sie auf das 2008 neu eingeführte Elterngeld, das es ihr ermöglicht, sich für die Betreuung der Kinder jeweils ein Jahr Auszeit zu nehmen. Silke kann als Buchhändlerin das Familieneinkommen nicht allein sichern und ohne das Elterngeld wäre der Druck für Gabriele groß, rasch wieder zu arbeiten.

Neben der Klärung der äußeren Bedingungen stellt sich die Frage nach dem Wie des Schwangerwerdens. Gabriele fühlt sich für diese Frage gut gewappnet. Dafür sei sie ja Gynäkologin geworden, sagt sie augenzwinkernd. Eine Samenbank möchten sie und Silke wegen ihrer kritischen Haltung gegenüber Reproduktionstechniken nur ungern nutzen. Außerdem wollen sie den Kindern die Möglichkeit geben, ihren Vater kennenzulernen. Zunächst suchen sie bevorzugt in schwulen Kreisen nach einem Samenspender, bekommen von dort aber nur Absagen. Schließlich findet sich ein heterosexueller Mann aus der Nachbarschaft. Mit ihm und seiner Frau können sich Gabriele und Silke gut über die jeweiligen Wünsche, Vorstellungen und Bedenken verständigen.

Nun dauert es nicht mehr lange, bis Gabriele schwanger wird, und sie bekommt im Abstand von knapp zwei Jahren die beiden Töchter Ida und Jana. Die Schwangerschaften und Geburten verlaufen ohne Probleme. Sie ist immer noch überrascht deswegen, nachdem sie bei ihrer Arbeit in der Klinik so viele Komplikationen miterlebt hat.

Nach der Geburt des zweiten Kindes ziehen die beiden Familien, Gabriele und Silke mit den beiden Töchtern, Jan, der Vater der Kinder,

108

mit seiner Frau und deren gemeinsamer Tochter zusammen in ein Haus und leben inzwischen seit gut einem Jahr in einer Hausgemeinschaft. Das Zusammenleben in dieser Großfamilie klappt gut, alle sind damit zufrieden. Zwar gibt es auch Enttäuschungen – wie viele Eltern wünschen sich Silke und Gabriele, dass ihre Mitbewohner ihnen die Kinder häufiger abnehmen, aber sie können Konflikte gemeinsam gut lösen.

Jan betreut in den ersten Jahren die beiden Mädchen als Tagesvater und hat so einen engen Kontakt zu Ida und Jana, die ihn als ihren Papa kennen. Trotzdem haben die beiden Mütter die Elternrolle und sind Haupt-Bezugspersonen, das Verfahren der Stiefkindadoption wurde für beide Kinder nach knapp einem Jahr erfolgreich abgeschlossen. Im Kindergarten sind Ida und Jana die ersten Kinder mit lesbischen Eltern, aber Gabriele und Silke treten auch dort von Anfang an offen auf. Die anderen Kinder sind neugierig und beeindruckt, dass es Kinder gibt, die zwei Mütter haben.

Die Kinderbetreuung und Hausarbeit teilen sich Gabriele und Silke „ressourcenorientiert", indem jede das macht, was ihr am meisten liegt. Gabriele bringt die Kinder fast jeden Abend ins Bett und ist nachts bei ihnen. Silke verbringt tagsüber mehr Zeit mit ihnen und ist beruflich flexibel genug, zu Hause bleiben zu können, wenn die Kinder krank sind und nicht in den Kinderladen können. Auch die Aufgaben im Haushalt teilt das Paar entsprechend ihren Vorlieben auf.

Beide können sich nicht vorstellen, wegen der Kinder ganz zu Hause zu bleiben. Gabriele mag es eigentlich nicht so deutlich sagen, aber so sehr sie es auch genießt, mit Kindern zusammenzuleben, so sehr würde es sie langweilen, sie den ganzen Tag zu betreuen. Gerade wenn die Kinder noch klein sind, findet sie es auch anstrengend, sie ständig zu beschäftigen. Daher ist sie, genau wie Silke, froh über die Abwechslung im Beruf.

Ende der Karriere durch die Mutterschaft

Dass Gabriele erst so spät, mit 38 und 40 Jahren, die Kinder bekommt, ist für ihre Klinikkarriere zunächst sehr förderlich. Sie kann lange als Fachärztin arbeiten und wird Oberärztin. Die Position erreicht sie – so glaubt sie – auch deshalb, weil ihr Chef davon ausgeht, dass sie als Lesbe keine Kinder bekommen wird. Die Arbeit als Oberärztin gefällt ihr und sie engagiert sich sehr. Auch während der ersten Schwangerschaft setzt sie dieses Engagement fort. Sie zögert die offizielle Mitteilung der Schwangerschaft an ihren Arbeitgeber hinaus, um noch bis zur 18. Schwangerschaftswoche Nacht- und Wochenenddienste machen zu können – Weihnachten steht vor der Tür, und sie will die Dienste ihren KollegInnen nicht zumuten. Auch danach arbeitet sie weiter im Kreißsaal und OP, froh über den unkomplizierten Verlauf der Schwangerschaft, der ihr das ermöglicht.

Nach der Geburt geht sie für ein Jahr in Elternzeit. Sie besucht währenddessen regelmäßig die Klinikbesprechungen, um den Kontakt zu ihrer Arbeitsstelle zu halten, gibt Hebammenunterricht und übernimmt kleinere Aufgaben für ihre Abteilung. Nach sechs Monaten fragt ihr Chef, ob sie wieder Bereitschaftsdienste übernehmen kann, da die Nachfolgerin auf ihrer Stelle nun auch schwanger ist. Da sie Ida noch stillt und auch nachts betreut, muss sie diese Anfrage ablehnen.

Als sie nach einem Jahr mit einer Teilzeitstelle in ihre frühere Position zurückkehren will, erfährt sie eine massive Abqualifizierung. Sie soll nun, nachdem sie vorher jahrelang als Oberärztin tätig war, wieder als Assistenzärztin arbeiten, außerdem darf sie nicht mehr in ihren früheren Arbeitsbereich, die Geburtshilfe. Stattdessen wird sie auf einer onkologischen Station für Routinearbeiten eingesetzt, ohne jede eigene Entscheidungskompetenz.

Für Gabriele ist das äußerst bitter. Sie liebte ihre verantwortungsvolle Tätigkeit in der Geburtshilfe und empfindet die neue Arbeit als Strafversetzung. Weder als Feministin noch als Lesbe sei sie jemals so diskriminiert worden, sagt sie, wie nun als Mutter. Mit einem Karriereknick hatte sie zwar gerechnet, nicht jedoch mit dem Ende ihrer beruflichen Laufbahn.

Gabriele kämpft zunächst für ihre Rechte und nimmt Kontakt zur Klinikleitung auf. Die Klinik ist zertifiziert als familienfreundliches Krankenhaus und hat ausgefeilte Konzepte, die ÄrztInnen die Vereinbarkeit von Familie und Beruf ermöglichen sollen. Allerdings kann sich die Klinikleitung gegenüber Gabrieles Chef nicht durchsetzen. Dieser erwartet von seinen MitarbeiterInnen, die Arbeit in der Klinik über die Interessen der Familie zu stellen. Wahrscheinlich passt es nicht in seine Planung, dass Gabriele erst nach einem Jahr und nur in Teilzeit zu arbeiten begonnen hat. Ihre Kollegin, die nach ihr schwanger wird, kehrt schon sieben Monate nach der Geburt mit einer vollen Stelle in die Klinik zurück und kann wieder in der früheren Funktion als Oberärztin arbeiten.

Gabriele will sich jedoch keine weitere Konfrontation mit dem Chef leisten. Sie kennt einige KollegInnen, die ähnliche Erfahrungen mit ihm machen mussten und die ihr dringend davon abraten. Da sie ihre berufliche Zukunft in Bremen plant, will sie ihm auch weiterhin begegnen können. Es gelingt ihr jedoch nicht ganz, ihr Ärger und die Kränkung sind so groß, dass sie den Kontakt mit ihm nach Möglichkeit vermeidet.

Gabriele resigniert und ist froh, dass sie rasch wieder schwanger wird und wie geplant das zweite Kind bekommt. Da es ihr in dieser Schwangerschaft schlechter geht als in der ersten, fällt sie anfangs länger aus und macht während der letzten Monate vor dem Mutterschutz in der Klinik hauptsächlich Schreibtischarbeiten. Selbst dabei setzt sie sich noch für die Interessen der Klinik ein, sie befasst sich mit der Dokumentation der Diagnosen für die Abrechnung der Klinikleistungen und kann, wie sie sagt, die Einnahmen der Abteilung dadurch deutlich steigern. Ihr Chef hat jedoch wenig Anerkennung für diese Arbeit und gibt ihr keine Möglichkeit, das Wissen an die KollegInnen weiterzugeben.

Nach der Geburt will Gabriele auf keinen Fall mehr in die Klinik zurückzukehren. Sie plant und organisiert schon während der Elternzeit ihre Niederlassung in einer Praxis, zusammen mit einer Kollegin, und beendet dann das Arbeitsverhältnis mit einem Auflösungsvertrag.

Niederlassung in der Praxis

In der neuen Praxis arbeitet Gabriele nun seit drei Monaten. Die Arbeit macht ihr Spaß, aber die Praxis ist noch im Aufbau und es bleibt viel zu organisieren. Außerdem erzeugen die hohen Kredite, die Gabriele für die

Finanzierung der Praxisübernahme aufnehmen musste, Druck, und die Einnahmen aus der Praxis sind noch nicht abzuschätzen.

Die Arbeitszeiten in der Praxis lassen sich mit der Versorgung der Kinder gut vereinbaren. Morgens fängt Gabriele erst um 9 Uhr an, sie kann vorher mit Ida und Jana frühstücken und sie in den Kinderladen verabschieden. Und auch an den Tagen, an denen sie nachmittags arbeitet, ist sie früh genug zu Hause, um die Kinder ins Bett bringen zu können.

Mit ihrer Lebensweise geht Gabriele auch in der Praxis sehr offen um. Die Praxis-Homepage ist zwar noch nicht fertig, aber sie möchte dort über ihre Person schreiben, dass sie verpartnert ist und zwei Kinder hat. „Dann können diejenigen, die das wollen, es richtig verstehen, und die anderen müssen es nicht verstehen."

Die Praxisassistentinnen, die bereits bei ihrem Vorgänger beschäftigt waren, bemerken, dass jetzt viele lesbische Patientinnen kommen. Sie wissen wie ihre Kollegin, dass sie verpartnert ist und zwei Kinder hat. Vor Kurzem lud Gabriele alle Mitarbeiterinnen zu sich nach Hause ein und stellte dabei ihre Großfamilie vor. Nun denkt sie darüber nach, welche Fantasien die Assistentinnen wohl haben, auf welchem Wege sie schwanger geworden ist, und ob sie ihnen erklären müsste, wie es wirklich war. Als heterosexuelle Frauen kämen sie möglicherweise gar nicht auf die Idee, dass man auch auf andere Weise als durch Geschlechtsverkehr schwanger werden und dass Sperma auch mit Becher und Spritze in die Vagina gelangen kann.

Auch im Kontakt mit Patientinnen ist Gabriele sehr offen. Lesbischen Patientinnen, die zu ihr kommen, weil sie schwanger werden wollen, erzählt sie freimütig von ihren eigenen Erfahrungen. Sie führt in ihrer Praxis auch Inseminationen durch. Heterosexuellen Frauen beantwortet sie Fragen nach Kindern oder ihrem Partner ebenfalls ehrlich. Negative Reaktionen hat sie dabei nicht beobachtet – eher, dass gar keine kamen. Aber sie denkt dann nicht weiter darüber nach, ob eine Patientin nicht wiederkommt, weil sie lesbisch ist.

Eine Patientin, die schon bei ihrem Praxisvorgänger war und nun zum ersten Mal zu ihr kam, machte nach der Untersuchung eine Bemerkung, die sie überraschte und nachdenklich machte: Sie sagte, Frauenärztinnen seien ja doch viel zärtlicher. Gabriele weiß nicht so recht, was sie von dieser vor dem Hintergrund ihrer Lebensweise zweideutigen Wortwahl halten soll. Sie ging nicht direkt darauf ein und antwortete stattdessen, es sei ihr ein Anliegen, bei der Untersuchung vorsichtig zu sein und Schmerzen zu vermeiden.

Netzwerke in der Lesben- und Frauenbewegung

Gabriele hat ihre Wurzeln in der Frauen- und Lesbenbewegung und ist in erster Linie in Netzwerken der Frauengesundheit aktiv. Während des Studiums gründete sie mit einigen Kommilitoninnen in Münster eine Gruppe, die sich im Bereich der Lesbengesundheit engagierte und mit politischen Aktionen versuchte, das Bewusstsein für dieses Thema im Medizinbereich zu erhöhen. Diese Gruppe übernahm auch die Organisation eines Kongresses für Frauengesundheitspolitik.

In dieser Zeit dachte Gabriele sogar über eine Karriere im Bereich der Gesundheitspolitik nach. Aber ihr wurde rasch klar, dass die politische Arbeit nicht ihre Stärke ist. Zwar kann sie gut Ideen und Konzepte entwickeln, aber sie ist zu ungeduldig, diese Konzepte in vielen Gremien und Veranstaltungen immer wieder vorzustellen und für ihre Umsetzung zu kämpfen.

Direkt nach ihrem Coming-out besuchte sie zusammen mit zwei Mitstudentinnen eines der Treffen der „lesbischen Ärztinnen" – damals noch das Netzwerk feministische Medizin. Die drei übernahmen spontan das Erstellen der Rundbriefe für das Netzwerk. Seitdem besucht sie in unregelmäßigen Abständen die Treffen. Ein weiteres Netzwerk ist der Arbeitskreis Frauengesundheit, in dem sich Gabriele von Anfang an engagierte. Inzwischen ist die Fachgruppe Gynäkologie dieser Organisation für sie ein wichtiges Forum, da sie sich hier mit anderen niedergelassenen Gynäkologinnen über viele Fragen rund um die Praxisarbeit austauschen kann. Konventionelle Netzwerke und Verbände, wie zum Beispiel der Berufsverband der Frauenärzte, sind für sie eher Pflicht. Gerade jetzt als niedergelassene Frauenärztin sollte sie häufiger zu deren Veranstaltungen gehen, findet sie. Aber die Strukturen und Themen widerstreben ihr, und sie „drückt sich" vor diesen Treffen.

Zufriedenheit und Perspektiven

Mit ihrer derzeitigen beruflichen Situation ist Gabriele sehr zufrieden. Es belastet sie ein bisschen, dass die Praxis erst in den Anfängen steckt und noch viel zu entwickeln und zu organisieren bleibt. Auch in die neue Funktion als Arbeitgeberin und Leiterin eines Teams muss sie sich noch einfinden. Sie hofft und wünscht sich, dass sie, ihre Kollegin und die Mitarbeiterinnen als gutes Team zusammenwachsen werden.

Ein wenig skeptisch ist sie, ob ihr die Praxisarbeit auf Dauer genauso viel Spaß machen wird wie die spannende und vielfältige Tätigkeit als Oberärztin in der Geburtshilfe. Sie wäre am liebsten dort geblieben, wenn es eine Möglichkeiten gegeben hätte, diese Tätigkeit mit ihrem Familienleben zu vereinbaren. Dass sie gezwungen wurde, diese Arbeit aufzugeben, ist immer noch bitter für sie. In der Praxis hat sie mehr mit Alltagsbeschwerden von Patientinnen und mit Routineuntersuchungen zu tun und sie fürchtet, dass ihr das auf Dauer langweilig wird. Andererseits empfindet sie die Verantwortung für ihre ärztlichen Entscheidungen und das Wohlergehen der Patientinnen in der Praxis als größer. In der Klinik stand hinter ihr immer eine große Institution.

Ein wenig bleibt für sie außerdem der Zwiespalt bestehen, dass sie sich mit Lust in die Arbeit hineinknien möchte, gleichzeitig aber auch Zeit mit den Kindern verbringen will. Auch die Kredite, die sie für die Praxis und den Kauf des Hauses aufnehmen musste, belasten Gabriele. Sie muss genug verdienen, um die Praxis, das Haus und den Lebensunterhalt der Familie zu finanzieren. Sie sieht es aber zugleich als Privileg an, als Ärztin einen Beruf zu haben, in dem das möglich ist.

Es bleibt ihr Ziel, eine gute Balance zwischen dem beruflichen Engagement und dem Leben mit ihrer Familie und den Freundinnen zu finden.

Barbara, 56, niedergelassene Ärztin
für Hals-, Nasen- und Ohrenheilkunde
„Ein Gefühl, das ich immer gejagt habe ..."

Barbara ist 56 Jahre alt. Sie hat eine Praxis als HNO-Ärztin in einer dänischen Kleinstadt, etwa eine Autostunde von Kopenhagen entfernt. Zusammen mit ihrer Partnerin Dora und der gemeinsamen dreijährigen Tochter Anna lebt sie in Kopenhagen.

Barbara wuchs zusammen mit ihrem Bruder in Ost-Berlin in der ehemaligen DDR auf. Ihre Mutter war Lehrerin, der Vater arbeitete in einer „ziemlich hohen" Position in einem Ministerium der DDR.

Ein Kindheitstraum

Barbara ist es eigentlich immer schon klar, dass sie Ärztin werden will. Als die Kinder in der siebten Klasse ihren Berufswunsch aufschreiben sollen, notiert sie auf ihrer Liste „Ärztin" als ersten Wunsch – an zweiter Stelle schreibt sie wieder „Ärztin". Ein anderer Beruf kommt für sie gar nicht infrage.

Warum ihr Berufswunsch so eindeutig ist, kann sie sich lange nicht erklären. Erst viel später erfährt sie, dass ihre Mutter selbst gerne Ärztin geworden wäre. An ein Medizinstudium war aber in den Wirren der Nachkriegszeit nicht zu denken, stattdessen ließ sie sich als Lehrerin ausbilden. Barbara kann sich zwar nicht daran erinnern, dass ihre Mutter sie jemals ausdrücklich in Richtung Medizin beeinflusst hätte. Aber subtil vermittelte sie ihrer Tochter wohl das Ziel, den Arztberuf anzustreben.

Allerdings hat Barbara immer wieder Zweifel, ob es mit der Verwirklichung des Berufswunsches klappen wird. Es ist fraglich, ob sie einen Studienplatz bekommt, denn sie ist kein Kind der „Arbeiterklasse". Daher plant sie nach dem Abitur, erst einmal etwas anderes zu machen, und ist sehr überrascht, als sie doch sofort einen Medizinstudienplatz erhält. Das Studium selbst verläuft dann schnell und unkompliziert.

Berufsstart mit Hindernissen

Einen klaren Wunsch in Bezug auf die Fachrichtung hat Barbara zunächst nicht. Ihre Überlegungen gehen in verschiedene Richtungen: Da sie Kinder sehr liebt, liegt es nahe, mit Kindern zu arbeiten. Kinderärztin will sie jedoch nicht werden, weil sie sich der großen Belastung nicht gewachsen fühlt, schwerkranke Kinder medizinisch zu begleiten.

Die Gynäkologie empfindet sie als sehr stressig. In der Ausbildung hat sie eine Geburt miterlebt und sich davon überfordert gefühlt, gleichzeitig für Mutter und Kind Verantwortung zu tragen. Die große Anspannung, unter der ÄrztInnen während einer Geburt stehen, ist ihr zu viel. „Und es war dieser Adrenalinkick, den ich nicht überschauen konnte."

Da sie sich gut vorstellen kann, etwas Handwerkliches zu machen, denkt sie über die Chirurgie nach. Aber acht bis zehn Stunden am OP-Tisch zu stehen – also die „große Chirurgie" –, ist ihr zu anstrengend. Schließlich entscheidet sie sich für die Hals-Nasen-Ohrenheilkunde (HNO). Hier kann sie im Sitzen operieren und hat viel mit Kindern zu tun, die aber nicht so schwer krank sind.

Neben der Fachrichtung ist es Barbara wichtig, in Berlin bleiben zu können. Das ist aber schwierig, da junge ÄrztInnen überwiegend in den Regionen jenseits der Hauptstadt eingesetzt werden sollen. Es gelingt ihr jedoch, über private Verbindungen zum Personalchef einer Klinik eine Stelle in einem kirchlichen Krankenhaus in Berlin zu finden, allerdings nicht in ihrem bevorzugten Fachgebiet. Barbara ist zu diesem Zeitpunkt aber bereit, die HNO aufzugeben, um in einem Krankenhaus arbeiten zu können, „das nicht von Parteistrukturen und der Stasi durchwoben" ist.

Über ihre weitere Berufslaufbahn entscheidet der Staat jedoch mit. Barbara muss ein sogenanntes Lenkungsgespräch führen, bei dem ihr „drei düstere Männer gegenübersitzen, davon einer von der Stasi, der andere ist auch jemand Bedeutsames und der dritte hat was mit Medizin zu tun". Unerwartet wird sie gefragt, ob sie eine Ausbildungsstelle im Polizeikrankenhaus in Berlin haben will, ein Angebot, das man nicht ablehnen darf. Barbara erinnert sich noch heute, wie ihr bei dieser Frage heiß und kalt wurde und sie fieberhaft überlegte, wie sie der Situation diplomatisch entkommen kann.

Sie geht davon aus, dass sie dieses sehr privilegierte Angebot bekommt, weil ihr Vater im Ministerium eine hohe Stellung bekleidet. Sie kann sich jedoch nicht vorstellen, im Polizeikrankenhaus zu arbeiten. Sie wäre dann eine Militärangestellte, und das ist für sie „eine dieser furchtbaren und unglaublichen Sachen, die man hoffentlich nie gefragt wird". Zunächst versucht sie mit dem Argument abzulehnen, sie sei kein Parteimitglied: „Mit dem Spruch, ‚Ich bin nicht reif für die Partei.', konnte man sich normalerweise aus allem herauswinden." Als der erhoffte Effekt ausbleibt, sagt sie: „Ich kann mich gar nicht in Uniform sehen." Sie müsse keine Uniform tragen, beruhigen sie ihre Gesprächspartner und werben mit attraktiven Bedingungen: Sie werde neben dem Gehalt als Assistenzärztin ein zweites sogenanntes Dienstgradgehalt bekommen.

Barbara bleibt nichts anderes übrig, als deutlicher zu werden. Sie sagt schließlich, sie habe bereits eine Ausbildungsstelle gefunden. Kaum hat sie den Namen des Krankenhauses ausgesprochen, wird das Gespräch auf der Stelle abgebrochen; sie kann nicht einmal mehr den Satz zu Ende bringen. Die Konsequenzen für ihr widerständiges Verhalten sind hart: Barbara hat keine Chance mehr, in Berlin zu arbeiten.

Auf die Frage, was ihr den Mut und die Kraft gegeben hat, das Angebot abzulehnen, erzählt Barbara, sie wollte „auf keinen Fall und um keinen Preis Teil dieser Stasi-Geschichte" sein. Zu ihrem Freundeskreis gehören Künstlerinnen und Künstler. Deren Überwachung und Diskriminierung hat sie unmittelbar miterlebt, an dem politischen System, das dafür verantwortlich ist, will sie sich auf gar keinen Fall beteiligen.

Nach dem Lenkungsgespräch steht Barbara nur noch der Weg in die Provinz offen. Sie hat großes Glück und bekommt eine Ausbildungsstelle in der HNO-Abteilung eines Krankenhauses in ihrer Geburtsstadt Brandenburg. Das Arbeitsklima in der Klinik ist sehr angenehm, sie fühlt sich wohl. Sie muss zwar sehr viel arbeiten, wird aber von ihrem Chef sehr gefördert und kann viel lernen.

Während dieser Zeit wird Barbara erneut aufgefordert, in die Partei einzutreten, und zur Parteisekretärin zum Gespräch bestellt. Wieder muss sie einen Weg finden, „sich da herauszuwinden". In der Nacht vor dem Gespräch legt sie sich zurecht, was sie sagen will. Über die Lügen in den Zeitungen will sie sprechen, in denen die schlechte wirtschaftliche Lage verschwiegen und stattdessen über 180 Prozent Planerfüllung geschrieben wird. Und über die Bevormundung der Menschen durch die Partei. Aber natürlich will sie dafür nicht ins Gefängnis gehen, also muss sie ihre Wortwahl genau abwägen. Als sie dann vor der Parteisekretärin sitzt, findet sie diese dumm und einfältig. Die Parteisekretärin sagt zu ihr: „Eines Tages muss man sich entscheiden. Entweder man ist für uns oder gegen uns." Barbara ist entsetzt und erwidert: „Diese Worte sind vor ein paar Jahrzehnten schon einmal gesagt worden. Für mich ist das Gespräch beendet, und Sie brauchen mich nicht mehr einzuladen."

Glücklicherweise wird Barbara von ihrem Chef unterstützt; er gehört zu den wenigen Chefärzten, die ebenfalls nicht in der Partei sind. Als exzellenter Arzt, der in dem kleinen Krankenhaus eine hervorragende medizinische Versorgung bietet, kann er sich das erlauben. Barbara beteiligt sich am Aufbau zahlreicher neuer Behandlungsverfahren in der Klinik. „Ich habe mehr oder weniger im Krankenhaus geschlafen und gewohnt." Ihr Chef schätzt an ihr, dass sie „auch abends um sechs noch gute Laune hat", und ihm verdankt sie, dass sie ihre Karriere fortsetzen und ohne Schikanen weiterarbeiten kann.

Das geht so lange gut, bis sie einen Antrag auf Eheschließung mit einem Dänen stellt, einem Bürger aus dem kapitalistischen Ausland. Damit ist ihre Karriere endgültig beendet. Auch ihr Chef fördert sie nicht mehr, da sie das Land verlassen will. Dennoch ist er ihr weiterhin wohlgesonnen, und Barbara hat Verständnis dafür, dass er sie nicht mehr unterstützen kann.

Stasi-Überwachung und Ausreise nach Dänemark

Nachdem den DDR-Behörden ihr Antrag auf Eheschließung vorliegt, beginnt für Barbara die offensichtliche Überwachung durch die Stasi.

Sie bekommt sofort ein Telefon, auf das andere jahrelang warten müssen. Die Lauscher kann sie oft atmen hören und sie versucht, sie durch geräuschvolles Husten oder laute Musik zu ärgern. Auch ihre Post wird geöffnet, häufig fehlen einzelne Seiten oder Fotos. Später kommen gar keine Briefe mehr an.

Ihr Chef muss zu ihrem Eheantrag Stellung nehmen. Er lässt Barbara – hinter verschlossenen Türen – mit deutlichen Worten wissen, wie unwürdig er diese Prozedur findet, „wie im Mittelalter". Für Barbara ist das ein großer Vertrauensbeweis.

Während der drei Jahre bis zur Genehmigung der Ausreise muss Barbara alle paar Monate bei der Behörde in Berlin vorstellig werden. Dafür muss sie sich jedes Mal einen Urlaubstag nehmen. Man lässt sie einige Stunden warten, dann wird ihr kurz mitgeteilt, dass ihr Antrag abgelehnt wurde und diese Ablehnung auch nicht begründet werden muss. Barbara ist gewappnet: Stets hat sie einen neuen Antrag in der Tasche und überreicht ihn direkt nach der Ablehnung.

Wenn ihr Freund aus Dänemark, Erik, sie besucht, wird an der Grenze jedes Mal das Auto durchsucht und auseinandergeschraubt. Als Barbara schwanger wird, verweigert man ihm die Einreise. Da bei Barbara auch keine Briefe mehr ankommen, hat sie keine Möglichkeit, zu Erik Kontakt zu halten. Sie erwägt, einer Freundin zu schreiben, die bereits aus der DDR nach Dänemark ausgereist ist, und sie um Hilfe zu bitten. „Aber man wusste ja nicht, ob die auch bei der Stasi arbeitet." Letztendlich erfährt Erik kurz vor der Entbindung des gemeinsamen Sohnes doch noch über diese Freundin von Barbaras Schwangerschaft. Und Barbara bekommt nach der Geburt überraschend einen Hochzeitstermin zugeteilt.

Sie arbeitet noch an ihrer Promotion und steht kurz vor Abschluss ihrer Weiterbildung zur Fachärztin. Sie hat Angst, ausreisen zu müssen, bevor sie fertig wird, und fürchtet Schikanen durch die Stasi, dass sie zum Beispiel die Promotionsarbeit fertig schreibt, aber die Promotionsurkunde nicht bekommt. Aber alles klappt ohne weitere Komplikationen: „Die Wege der Stasi waren manchmal nicht zu erklären."

Drei Monate nach der Geburt ihres Sohnes kann Barbara nach Dänemark ausreisen. Sie ist erleichtert, dass sie „rausgekommen ist und sich
von der Stasi freihalten konnte". Kurz nach ihrer Ausreise versucht die
Stasi, ihre Eltern anzuwerben, was diese aber erfolgreich abwehren können. „Es hätten viel schlimmere Dinge passieren können. Aber man hat
seine Worte gezielt gewählt und nichts Schlimmes gesagt, weil man nicht
in den Knast wollte."

Schwieriger Start im neuen Land

Als Barbara 1984 in Dänemark ankommt, muss sie feststellen, dass ihr
Mann längst eine andere Partnerin hat. Während der langen Trennung
hatte er nicht mehr daran geglaubt, dass Barbara jemals nach Dänemark
kommen würde, und sich in eine andere Frau verliebt. Erik freut sich
aber sehr über seinen Sohn und ist als Vater für ihn da. Mit der Zeit entwickelt Barbara eine freundschaftliche Beziehung zu ihm.

Schon vor ihrer Ankunft hat Erik für Barbara eine Stelle in einem
Krankenhaus besorgt, damit sie ökonomisch von ihm unabhängig ist.
Drei Tage nach der Ankunft fängt sie an zu arbeiten und kann froh
sein, dass ihre Schwiegermutter anfangs den Enkel betreut, bis sie einen
Krippenplatz bekommt. Der Einstieg in der dänischen Klinik ist hart.
Ihre Arbeitsstelle ist in der Chirurgie angesiedelt, einem Fachgebiet, in
dem sie wenig Erfahrung mitbringt. Sie muss viele Notdienste machen,
in denen sie auf sich allein gestellt Entscheidungen treffen muss. Dazu
kommt die fremde Sprache. Mit der Zeit gelingt es Barbara aber, Fuß zu
fassen. Die nächsten Jahre arbeitet sie – stets mit befristeten Verträgen –
in verschiedenen Krankenhäusern, bald auch wieder als HNO-Ärztin.

Immer wieder reibt sie sich an den hierarchischen Strukturen in den
Kliniken. Oft hat sie den Eindruck, dass die männlichen Kollegen bevorzugt werden und sich für Fehler kaum verantworten müssen, während sie selbst bereits für kleinste Unstimmigkeiten zur Rechenschaft
gezogen wird. Da sie nach ihrer soliden Ausbildung sehr gute operative Fähigkeiten besitzt, bekommt sie obendrein den Neid der Kollegen
deutlich zu spüren.

Daher entscheidet sie sich mit Mitte dreißig, nachdem sie die dänische Anerkennung als HNO-Fachärztin hat, eine Praxis zu übernehmen. Der Alltag in der Praxis bedeutet zwar, nicht mehr die großen und für sie interessanten Operationen machen zu können, was Barbara sehr bedauert. Dennoch überwiegen für sie die Vorteile der Selbstständigkeit, ohne die hierarchischen Strukturen und die Benachteiligung als Frau im Krankenhaus hinnehmen zu müssen. Inzwischen fühlt sie sich in ihrer Tätigkeit als niedergelassene Ärztin mit der Praxis und mit ihren Mitarbeiterinnen sehr wohl.

Zwar gibt es nach 20 Jahren beruflicher Kontinuität dann noch einmal eine Veränderung, als Barbara mit der Praxis umziehen muss. Da ist sie 56 Jahre alt und empfindet den Umzug als große Belastung. Zudem befürchtet sie, wegen der entstandenen Kosten wieder mehr arbeiten zu müssen. Es gelingt ihr jedoch, diese Herausforderung für eine Umstrukturierung der Praxis zu nutzen und dadurch Kosten zu senken sowie ihre Arbeitszeit neu zu organisieren. Nun hat sie mehr Zeit für die kleine Tochter, die sie inzwischen mit ihrer Partnerin bekommen hat.

Sehnsucht nach Deutschland?

Sehnsucht nach Deutschland hat Barbara kaum, dafür aber nach Berlin. Ende der 1980er Jahre denkt sie darüber nach, nach Westdeutschland zu ziehen. Sie will sich gerade in einer Praxis niederlassen und die Situation in Dänemark ist denkbar ungünstig. Die Nachfrage nach einzelnen Praxen ist immens, die Konkurrenz groß. In Norddeutschland dagegen sind die Chancen gut. In Kursen werden dänische ÄrztInnen über die Niederlassungsmöglichkeiten in Deutschland informiert und umworben.

Barbara fällt die Entscheidung schwer, aber ihr Sohn will nicht weg. Er sagt: „Mutter, ik jeh nich nach Deutschland, ik bin Däne!" – auf Berlinerisch. Florian, inzwischen sieben Jahre alt, hat weiterhin engen Kontakt zu seinem Vater und fühlt sich in Dänemark zu Hause. Auch die Existenz einer dänischen Schule in Flensburg kann ihn nicht umstimmen. Barbara bleibt in Dänemark. In den letzten Jahren besucht sie aber regelmäßig Berlin, wo auch ihre Partnerin Dora ihre Wurzeln hat.

Coming-out – früh geahnt, spät gelebt

Das erste Mal „kribbelt es im Bauch", als Barbara gerade erst fünf Jahre jung ist. Sie lauscht einer Bekannten ihrer Eltern, die Gitarre spielt und dazu singt – und wundert sich über das komische Gefühl im Bauch. Sie fängt gerade mit dem Schreiben an und bringt zu Papier: „Ich liebe …"

Mit zwölf kommt das Gefühl erneut. Wieder ist sie in eine Frau verliebt, diesmal viele Jahre lang. Die beiden verbindet eine enge Freundschaft mit heimlichen erotischen Begegnungen. Sie sprechen jedoch nie über ihre Gefühle und das, was zwischen ihnen ist. Auch während der Studienzeit verliebt sich Barbara in eine Frau: „Sie hat mir mein Studium versüßt." Jeden Tag freut sich Barbara auf die Vorlesungen und Seminare, wo sie die Freundin sehen wird. Es bleibt zunächst eine platonische Freundinnenschaft. Während der vierwöchigen Zeit als Soldatin, die in der ehemaligen DDR jede Studentin und jeder Student absolvieren muss, hat sie mit ihr schließlich eine sexuelle Affäre. Diese wird danach rasch wieder beendet, die Freundin lebt damals wie heute heterosexuell.

Barbara sieht sich zu diesem Zeitpunkt ebenfalls nicht als lesbisch: „Ich wusste, dass da irgendetwas ist, ein Gefühl, das ich immer gejagt habe. Aber für mich kam der Weg nie infrage." Entsprechend hat sie auch keinen Kontakt zur Lesbenszene in der ehemaligen DDR. Rückblickend kommt sie zu dem Schluss, immer das gemacht zu haben, was von ihr erwartet wurde – Ärztin werden, Karriere machen, heiraten und ein Kind bekommen.

In den ersten Jahren in Dänemark ist sie als alleinerziehende und berufstätige Mutter völlig ausgelastet. Erst als sie die Praxis übernimmt, entsteht der Freiraum, sich wieder mit Beziehungen zu beschäftigen. Sie hat in ihrem Leben inzwischen viel erreicht und denkt: „Nun musst du das andere auch mal auf die Reihe kriegen. So ein Leben gibt's ja, und Frauen, die es leben." Sie sucht nach einem Weg, ein lesbisches Leben zu führen.

In der kleinen dänischen Provinzstadt, in der sie lebt und ihre Praxis hat, ist das sehr schwierig. Es gibt auch noch kein Internet. Via Anzeige macht Barbara schließlich eine Einrichtung in Kopenhagen ausfindig, wo sie die Adresse für eine Lesbengruppe in ihrer Stadt bekommt. Die Freude währt nicht lange, denn es stellt sich heraus, dass diese nicht mehr existiert. Dann sieht sie eine Anzeige in der lokalen Zeitung: Frauen treffen sich zum Gesprächskreis. „Also da war so ein Unterton, nicht direkt, aber unverkennbar, dass es Frauen waren, die den Weg gehen, den auch ich gehen wollte." Die Gruppentreffen liegen ungünstig, nie kann sie daran teilnehmen, da sie entweder ihren Sohn betreuen oder arbeiten muss. Schließlich verabredet sie sich mit der Frau, die die Gruppe koordiniert. Es funkt zwischen den beiden: „Und dann haben wir uns drei Jahre getroffen, ziemlich intensiv. Und das war für mich das Coming-out."

Diese Beziehung lebt Barbara aber noch versteckt. Trotz der langen Dauer betrachtet sie sie als Affäre, nicht als Partnerschaft. Dennoch erfüllt die Verbindung alle Wünsche und Bedürfnisse, die sich in ihr über viele Jahre angestaut haben. Als die Geliebte ihr schließlich eröffnet, dass sie gerne eine feste Partnerinnenschaft möchte, lehnt Barbara ab und ist doch sehr unglücklich, als die ehemalige Freundin eine andere Partnerin findet. Die Erfahrung verschafft Barbara jedoch endgültig Klarheit: Sie möchte Beziehungen mit Frauen leben. Inzwischen ist sie seit vielen Jahren mit Dora zusammen.

Unterstützung für ihr Coming-out hat Barbara kaum bekommen, da sie nicht mit anderen darüber spricht. Sie sieht das als einen Bereich, in dem sie möglicherweise nur für sich allein Klarheit gewinnen konnte. Aber es fällt ihr auch sonst schwer, Hilfe anzunehmen. Gegenüber ihren Eltern outet sie sich erst spät. Ihre Mutter hat bis heute Schwierigkeiten damit, der Vater lebt nicht mehr. Der Bruder und seine Familie akzeptieren ihre Lebensweise.

Die Tochter

In der Beziehung mit Dora entsteht der gemeinsame Wunsch nach einem Kind. Die beiden diskutieren lange, wie die Tochter, die sie schließlich auch bekommen, aufwachsen soll. Eigentlich wollen beide, dass Anna einen Vater hat, der präsent ist. Aber bei der Suche nach einem passenden Mann als Samenspender gibt es viele Enttäuschungen. Deshalb hat ihr Kind, das Dora auf die Welt bringt, zwar keinen sozialen Vater, aber einen großen Bruder, Barbaras Sohn.

Inzwischen ist Anna drei Jahre alt und fängt an, nach Mama und Papa zu fragen. Sie will wissen, ob sie zu Barbara Papa sagen darf. Barbara findet das in Ordnung, aber Dora ist der Meinung, dass es Schwierigkeiten geben könnte, wenn Anna auf dem Spielplatz laut „Papa" nach ihr ruft. Barbara erfindet eine kreative Alternative. Sie sagt zu Anna: „Ich bin nicht dein Papa, ich bin deine Moma." Das ist eine Mischung aus dem dänischen Wort „mor" für Mutter und dem deutschen Mama.

Durch die Tochter haben Barbara und Dora Kontakt zu anderen Regenbogen-Eltern, mit denen sie sich regelmäßig auf dem Spielplatz treffen. Eine der Mütter leitet einen Kindergarten. Dort haben Barbara und Dora schon aufklärend gewirkt und den Kindern von Familien mit zwei Mamas und zwei Papas erzählt.

Coming-out im Beruf

Nach ihrem privaten Coming-out tastet sich Barbara vorsichtig an das Coming-out im Berufsleben heran. Der erste Schritt ist, ihre damalige Partnerin zu einem Treffen der überschaubaren dänischen HNO-Fachgesellschaft mitzunehmen. Ihr gemeinsames Auftreten wird allgemein akzeptiert, darüber gesprochen wird jedoch nicht.

In der Praxis ist Barbara zunächst zurückhaltend. Sie macht sich viele Gedanken, wie ihre Mitarbeiterinnen reagieren werden – und spart das Thema lieber aus. Eines Tages sprechen ihre Helferinnen über einen Zeitungsartikel zu sexueller Belästigung am Arbeitsplatz. „So ein Glück, dass das bei uns nicht vorkommen kann", sagt eine Mitarbeiterin. Eigentlich will Barbara an diesem Punkt gerne etwas zu ihrer Lebensweise sagen, findet jedoch nicht die passenden Worte.

Irgendwann entscheidet sie sich, ihr Coming-out gegenüber den Praxismitarbeiterinnen zu arrangieren: Sie bittet ihre Partnerin, zur Weihnachtsfeier des Praxisteams zu kommen, und stellt sie – mit viel Herzklopfen – vor. Die Reaktion der Kolleginnen überrascht sie völlig:

Ihre lesbische Lebensweise ist diesen schon lange klar. Sie fragen, weshalb Barbara ihnen nicht schon viel früher selbst davon erzählt hat. Barbara wiederum hätte es sehr hilfreich gefunden, von ihren Mitarbeiterinnen darauf angesprochen zu werden, zum Beispiel bei Gesprächen darüber, wie man das vergangene Wochenende verbracht hat. Auch später wünscht sie sich öfter, dass Mitmenschen, die von ihrer lesbischen Lebensweise wissen, sie offen darauf ansprechen. Aber sie versteht auch die Scheu der anderen, damit eine Grenze zu überschreiten. Es erleichtert Barbara, dass ihre Offenheit in der Praxis keine negativen Auswirkungen hat und sie weiterhin respektiert wird. Noch oft lacht sie mit den Kolleginnen über die Situation mit dem Zeitungsartikel. Neue Kolleginnen werden seitdem stets informiert.

Mit der Zeit lernt Barbara schließlich einige lesbisch lebende ärztliche Kolleginnen kennen, mit denen sie sich auch über Privates – Beziehung und Familie – unterhalten kann.

Rückblickend erinnert sie sich an keine negativen Reaktionen auf ihr berufliches Coming-out oder irgendeine Form von Diskriminierung.

Gegenüber ihren PatientInnen spricht Barbara ihre Lebensweise in der Regel nicht von sich aus an. Wenn PatientInnen, die sie schon seit Jahren kennt, nachfragen, erzählt sie aber schon mal von ihrer Partnerin. Ansonsten achtet sie sehr auf die Art des Kontakts. Es gibt Situationen, in denen sie es als Ausdruck von Empathie empfindet, etwas Persönliches über sich zu erzählen, und dann kann es auch sein, dass sie ihre Lebensweise selbst anspricht.

Charlotte e. V. – ein ganzes Nest lesbischer Ärztinnen

Entdeckt hat Barbara *Charlotte e. V.* via Internet unter dem Stichwort lesbische Ärztinnen. Sie traut sich, Kontakt aufzunehmen, findet das Netzwerk eine „tolle Sache" und bedauert, dass in Dänemark nichts Vergleichbares existiert, vermutlich schlicht, weil es hier zu wenige lesbische Ärztinnen gibt.

Sie erinnert sich, dass sie sich zwischen den vielen lesbischen Ärztinnen mit großen Augen umsah, als sie das erste Mal ein *Charlotte*-Seminar besuchte. Zwei oder vielleicht auch mal drei lesbische Kolleginnen gleichzeitig zu treffen, diese Erfahrung hatte sie schon einmal gemacht. Aber ein ganzes Nest – das war imponierend! Seit Jahren nimmt sie trotz der weiten Anreise ein- bis zweimal pro Jahr an den Treffen teil.

Zufriedenheit und offene Perspektiven

Mit ihrer aktuellen beruflichen Situation ist Barbara recht zufrieden. Durch die Umstrukturierung der Praxis im Zusammenhang mit dem Umzug hat sie wieder mehr Freude an der Arbeit. Sie kennt ihre PatientInnen schon lange und freut sich über den Kontakt und die Gespräche mit ihnen. Andererseits blickt sie zurück auf 32 Jahre, in denen sie immer in Vollzeit gearbeitet hat, davon 20 Jahre in der Praxis mit bis zu 50 PatientInnen pro Tag. Inzwischen beginnt sie darüber nachzudenken, was sie im und vom Leben sonst noch möchte. Was gibt es angesichts der Endlichkeit des Lebens noch Interessantes? Barbara sucht nach Antworten und kann sich durchaus vorstellen, noch etwas anderes zu machen.

Carola, 45, Fachärztin für Kinder- und Jugendpsychiatrie
„Ich musste mich doppelt neu erfinden."

Carola ist 45 Jahre alt. Die Fachärztin für Kinder- und Jugendpsychiatrie arbeitet als Oberärztin in einer Klinik in der Stadt Brandenburg. Sie lebt dort zusammen mit ihrer Partnerin Ines und deren 16-jährigem Sohn. Außerdem hat sie noch „ihre" Wohngemeinschaft in Berlin, wo sie regelmäßig übernachtet, wenn sie in Berlin Tanzkurse gibt.

Carola ist, wie sie sagt, als hoch erwünschtes Einzelkind in Hamburg zur Welt gekommen und groß geworden. Ihre Mutter, die als Krankenschwester immer voll berufstätig war, war alleinerziehend. Ihren Vater hat Carola nur zweimal kurz gesehen. Er trennte sich schon vor ihrer Geburt von der Mutter und verweigert den Kontakt.

Ärztin statt Krankenpflegerin

Eine Laufbahn in einem medizinischen Beruf ist Carola quasi vorbestimmt, da sie, wie sie erzählt, praktisch im Krankenhaus groß wird. Während ihre Mutter arbeitet, wird Carola im Kindergarten des Krankenhauses betreut oder ist oft bei ihrer Mutter auf der Station oder im Bereitschaftsdienst-Zimmer.

Sie kann sich zunächst jedoch nicht entscheiden, ob sie Krankenschwester oder Ärztin werden soll. Als Gymnasiastin liegt es für sie nahe, Medizin zu studieren. Sie ist sich aber nicht sicher, ob das Studium das Richtige für sie ist, und will nach dem Abitur erst einmal eine Ausbildung als Krankenpflegerin machen. In der Pflegeschule wird sie jedoch nicht angenommen, mit der Begründung, ihre Abiturnoten seien zu gut. Man geht davon aus, dass sie in Wirklichkeit nur auf einen Medizinstudienplatz wartet. Carola ist über die Ablehnung enttäuscht, sie wäre gerne Krankenpflegerin geworden, und glaubt, das hätte ihr das lange Ringen um eine eigene Identität als Ärztin erspart.

So entscheidet sie sich nach der Absage zunächst für ein freiwilliges soziales Jahr. Sie sieht das als Gelegenheit zu klären, ob sie tatsächlich gut mit Menschen umgehen kann und für einen medizinischen Beruf geeignet ist.

Parallel dazu bewirbt sie sich für einen Medizinstudienplatz, rechnet aber wegen ihrer Abiturnoten nicht damit, dass sie ihn sofort bekommt.

Coming-out im freiwilligen sozialen Jahr

Während des freiwilligen sozialen Jahres (FSJ) steht für Carola ihr Coming-out im Vordergrund. Schon in der Schule hat sie festgestellt, dass sie Jungen ziemlich langweilig findet. Trotzdem ist sie „mit Jungen gegangen". Fasziniert und angezogen fühlt sie sich jedoch immer nur von Mädchen – in die verliebt sie sich auch. Mit 18 erlebt sie die ersten erotischen Kontakte zu einer Freundin – auch wenn diese für sie damals noch nichts mit Lesbischsein zu tun haben. Sie hätte sich zu diesem Zeitpunkt nie als Lesbe definiert, „das gab es überhaupt nicht". Die Eltern der Freundin sehen das offensichtlich anders und werfen Carola aus der Wohnung. Zuerst versteht sie das nicht, langsam kommt aber die Erkenntnis, dass sie wohl anders ist als die anderen Mädchen.

Unterstützung bekommt Carola in dieser Zeit von einer Lehrerin, der sie sich anvertraut. Die Lehrerin erzählt ihr, sie habe selbst im Bekanntenkreis Lesben und Schwule und finde diese Lebensweise in Ordnung. Carolas Situation sei aber sicher nicht einfach, da sie sich irgendwann entscheiden müsse, wie sie leben möchte. Carola empfindet es im Rückblick als sehr wichtig, dass sie nicht verurteilt wird, als sie das erste Mal mit jemandem über ihre Gefühle für Frauen spricht. Aber sie kann sich auch danach noch nicht als Lesbe bezeichnen und schläft noch mit Jungen.

Das FSJ verbringt Carola in einem Altenpflegeheim in Hamburg. Dort begegnen ihr zum ersten Mal in ihrem Leben andere Lesben. Die Pflegedienstleitung lebt lesbisch, ihre Partnerin ist ebenfalls dort beschäftigt und alle MitarbeiterInnen wissen von der Beziehung. Dass die Frauen deutlich älter sind, fast fünfzig, verhilft Carola zu der beruhigenden Erkenntnis, dass Lesben mit ihrer Lebensweise auch älter werden können.

Das Paar lebt eine sexuell offene Beziehung, und eine der beiden Frauen beginnt eine Affäre mit Carola. Durch sie lernt Carola nun die Lesbenszene von Hamburg kennen. Noch während Carola das FSJ in diesem

Altenheim absolviert, verlässt die Pflegedienstleitung die Einrichtung. Danach beginnen für Carola harte Zeiten, da ihr die vorher zurückgehaltene Homophobie der MitarbeiterInnen nun offen entgegenschlägt. Sie bekommt zu hören, dass sie bei der Intimpflege der alten Frauen „immer so geile Augen kriege". Und die männlichen Kollegen belästigen sie mit betont drastischen Berichten von ihren (hetero-)sexuellen Abenteuern.

Auch die Reaktion der Mutter auf ihr Coming-out ist für Carola sehr belastend. Die Mutter empfindet es als Katastrophe, dass ihre Tochter lesbisch ist, und bezeichnet sie als pervers. Sie kann sich auch nur schwer damit abfinden, keine Enkel zu bekommen. Carola konfrontiert sie jedoch weiter mit ihrer Lebensweise, indem sie bei Besuchen oft ihre Freundin mitbringt, und mit der Zeit arrangiert sich ihre Mutter. Eine Krebserkrankung hat sie in den vergangenen Jahren veranlasst, über ihr eigenes Leben nachzudenken. Inzwischen sagt sie zu Carola: „Das Wichtigste ist, dass du glücklich bist. Und ich habe den Eindruck, dass du es bist, so wie du lebst."

Während dieser schwierigen Zeit bekommt Carola Unterstützung von einer Coming-out-Gruppe, die sie in Hamburg findet. Mit den jungen Frauen und Männern in der Gruppe unternimmt sie viel, und die Kontakte helfen ihr, ihre Identität als Lesbe zu finden.

Nach dem Jahr im Altenpflegeheim bewirbt sich Carola für ein weiteres soziales Jahr in den USA. In der Vorbereitungsgruppe fällt der Leiterin auf, dass es Carola nicht gut geht, aufgewühlt wie sie durch das Gefühlschaos des Coming-out und ihre erste Frauenbeziehung ist. Die Leiterin führt Gespräche mit ihr. Sie findet Carolas Situation und die lesbische Lebensweise problematisch und entscheidet schließlich, dass Carola das Jahr nicht antreten soll.

Während Carola noch damit beschäftigt ist, diesen „Rausschmiss" zu verdauen, bekommt sie völlig unerwartet im Nachrückverfahren einen Medizinstudienplatz in Berlin angeboten. In ihrem chaotischen emotionalen Zustand passt ihr das zunächst gar nicht, sie möchte bei ihrer Freundin in Hamburg bleiben. Aber die ältere Freundin macht ihr rasch klar, wie kostbar das Angebot ist und welche Dummheit sie begehen würde, wenn sie den Studienplatz ablehnt. So beginnt sie 1987 in Berlin mit dem Medizinstudium.

Medizinstudium – viele Zweifel und Unterbrechungen

In Berlin macht Carola unterschiedliche Erfahrungen mit ihrer Lebensweise. Die erste ist sehr negativ, gleich am ersten Tag findet sie in der Universität in der Toilette den Spruch „Lesben und Schwule sollen verrecken" an der Wand. Sie ist schockiert – mit solch offener Homophobie hat sie in Berlin und an der Universität nicht gerechnet. Aber sie findet rasch Anschluss an die Berliner Lesbenszene, an der Uni gibt es viele politisch aktive Lesben und Carola engagiert sich mit diesen im Frauen- und Lesbenreferat. Die Zeiten sind gerade politisch sehr bewegt, und Carola ist mehr mit Demos und Streiks beschäftigt als mit ihrem Medizinstudium.

Nebenbei jobbt sie, um das Studium zu finanzieren, in der Pflege und Betreuung von Schwerstbehinderten und bekommt dabei erste Einblicke in den Krankenhausalltag. Schon da missfallen ihr die hierarchischen Strukturen, in denen es wenig mit Kompetenz und Wissen zu tun hat, wer wem Anweisungen gibt. Es ist überhaupt nicht ihre Welt und sie zweifelt, ob sie unter diesen Umständen Ärztin sein will.

Während des ganzen Studiums und der ersten Berufsjahre reibt sich Carola an diesen Strukturen und die Zweifel, ob sie wirklich im Arztberuf arbeiten möchte, begleiten sie. Immer wieder unterbricht sie deswegen das Studium und arbeitet für einige Monate oder sogar Jahre voll in der Pflege. Allerdings kann sie sich auch nie entscheiden, das Studium abzubrechen. So macht sie doch nach und nach alle Prüfungen und beginnt das Praktische Jahr (PJ).

Auch während des PJ arbeitet sie zusätzlich an den Wochenenden in der Krankenpflege – hat also acht Monate lang keinen einzigen Tag frei. Danach ist sie mit ihren Kräften am Ende und außerdem erneut frustriert von den Arbeitsanforderungen und Strukturen im Medizinbetrieb. Wieder unterbricht sie das Studium – diesmal für mehrere Jahre.

Es ist dann ihre damalige Partnerin, die ihr deutlich macht, wie unsinnig es ist, nach dem langen und aufwendigen Studium vier Monate vor dem Ziel die Flinte ins Korn zu werfen. Carola lässt sich überzeugen und beginnt den letzten Abschnitt des PJ in einer unfallchirurgischen Klinik. Nach zwei Wochen bricht sie sich den Fuß und verbringt den Rest des PJ in einem Patientenzimmer der Klinik – auch aus dieser Perspektive, meint sie, kann man viel über die Chirurgie lernen. Die letzte Prüfung besteht sie dann auch „mit Ach und Krach".

Danach dominieren erneut die Zweifel und Carola arbeitet erst mal weiter in der Krankenpflege, anstatt sich eine Stelle als Ärztin im Praktikum (ÄIP) zu suchen. Erst nachdem sie zweimal einen Hexenschuss erleidet, erkennt sie, dass sie in der Pflege keine langfristige Perspektive hat. Also doch als Ärztin arbeiten? Zumindest muss sie dabei nicht so schwer heben.

Schwieriger Berufseinstieg

Mit inzwischen Anfang 30 bewirbt sich Carola auf eine ÄIP-Stelle. Ende der 1990er Jahre ist es jedoch extrem schwierig, eine zu finden. Es gibt zu wenige freie Stellen, und die Konkurrenz darum ist groß. Mit guten Bewerbungsunterlagen kann sie auch nicht glänzen: eine Studienzeit von elf Jahren und die Note vier im Abschlussexamen. Trotzdem will Carola nicht irgendeine Stelle, sondern möchte in einer Klinik mit psychosomatischem Schwerpunkt arbeiten. Nur durch einen Zufall geht ihr Wunsch in Erfüllung. Nach einer ersten Absage wird ihr die Stelle in einer psychosomatischen Klinik angeboten, weil der vor ihr eingestellte Arzt wegen der schlechten Arbeitsbedingungen nach zwei Monaten kündigt.

Es ist deshalb nicht überraschend, dass auch sie unter den Arbeitsbedingungen leidet. Nach völlig unzureichender Einarbeitung wird sie überwiegend in der Notaufnahme auf der Inneren Medizin eingesetzt. Ohne Anleitung und Unterstützung fühlt sie sich mit der Untersuchung und Behandlung der schwer kranken Menschen sehr oft überfordert und alleingelassen. Auch mit der Arbeit auf der psychosomatischen Station ist Carola überbelastet. Hier sind viele der PatientInnen suchtkrank – Heroin oder Alkohol – und außerdem psychisch oft schwer traumatisiert, mit Lebensgeschichten voller Gewalterfahrungen. Diese Geschichten belasten Carola sehr, und ihr fehlt bei der Versorgung der PatientInnen die Unterstützung von erfahrenen KollegInnen. Auf der Station gibt es zwar eine Psychologin, die aber viel zu wenig Zeit hat, um die PatientInnen ausreichend zu betreuen.

Die langen Arbeitszeiten laugen sie aus. Auch nach dem Nachtdienst gibt es keine Pause. Carola beschreibt sehr anschaulich die Folgen der Übermüdung und Überarbeitung: „Es war der Zustand einer Amöbe – ich habe meine Grenzen nicht mehr gespürt. Manchmal habe ich die Türen nicht mehr richtig getroffen und bin gegen die Wand gelaufen, dauernd sind mir die Stifte runtergefallen. Ich hatte keine Koordination und Kontrolle über mich. Es ist mir ein Rätsel, wie das so viele Menschen hinkriegen."

Erneut bestätigt sich ihre Erfahrung, „dass Ärztin sein, fürchterlich ist". In den patriarchalen Strukturen darf man keine Schwäche zeigen. „Das kann ich nicht, das überfordert mich" zu sagen, ist in einigen Kreisen ein absolutes No-Go.

Während dieser Zeit beginnt Carola im Rahmen der Ausbildung als Tanztherapeutin, in einer Lehrtherapie ihre Konflikte mit dem Arztberuf zu reflektieren. Ihr wird klar, dass sie sich mit dem Beruf nicht anfreunden kann, weil sie mit den überhöhten Anforderungen nicht zurechtkommt, die ihr in der Klinik begegnen. Auch ihre lesbische Lebensweise sieht sie als Grund für die Schwierigkeiten, eine passende Vorstellung von sich als Ärztin zu entwickeln. Da sie als Lesbe – burschikos und mit kurzen, rot gefärbten Haaren – nicht dem traditionellen Frauenbild entspricht, ist der Druck umso größer, dem heroischmännlichen Bild eines Arztes entsprechen zu müssen. Möglicherweise, meint sie, wäre es für sie leichter gewesen, sich als Ärztin zu sehen, wenn sie „heterosexuell, verheiratet, mit zwei Kindern, blond und ein bisschen feminin devot gegenüber Vorgesetzten" gewesen wäre. Solche Ärztinnen gibt es immerhin. Sie entsprechen zwar nicht den männlich geprägten Idealen von Ärzten, aber wenigstens dem Rollenbild einer Frau. So wie sie ist, entspricht sie keinem der beiden Bilder und muss sich doppelt „neu erfinden".

Mit durch die Therapie gestärktem Selbstbewusstsein fängt sie nun an, sich mit den KollegInnen über deren Bild von ÄrztInnen auseinanderzusetzen. Als ihr Oberarzt sie wieder einmal auffordert, sich auch in ihrer Freizeit zumindest telefonisch weiter um die Betreuung ihrer PatientInnen zu kümmern, wagt sie zum ersten Mal, mit ihm zu streiten, dass auch Freizeit und Erholung für die Arbeit als ÄrztIn notwendig sind. „Und wir haben uns auf der Station stundenlang, ich glaube drei Stunden lang, lauthals gestritten, wie eigentlich ein Arzt oder eine Ärztin zu sein hat."

Diese Auseinandersetzung hat die überraschende Folge, dass der Oberarzt sie seitdem mehr respektiert und sie sogar manchmal nach ihrer Meinung fragt. So erlebt Carola, dass sie langsam eine eigene Vorstellung von sich als Ärztin entwickelt und von den KollegInnen darin geachtet wird.

Nach zwei Jahren lehnt sie eine Vertragsverlängerung in dieser Klinik jedoch ab. Sie ist vollkommen erschöpft und verbringt ihre Freizeit hauptsächlich schlafend. Noch einmal nimmt sie sich eine Auszeit, um über ihre weitere berufliche Perspektive nachzudenken, obwohl es finanziell eng ist und sie einen Kredit aufnehmen muss. Die Wahl einer Fachrichtung steht dabei im Vordergrund, inzwischen ist sie sich sicher, dass sie weiter als Ärztin arbeiten will.

Von der Gynäkologie zur Kinder- und Jugendpsychiatrie

Ursprünglich will Carola Gynäkologin werden, nur deswegen hat sie sich entschieden, Ärztin zu werden. Sie denkt, dass sie sich gut in Frauen einfühlen kann und will mit ihrer feministischen Überzeugung in der Frauenheilkunde für die Patientinnen Gutes tun. Schon bald stellt sie jedoch während einer Famulatur fest, dass die Gynäkologie noch patriarchaler ist als andere Fächer. Sie erlebt, dass Patientinnen unfreundlich und schlecht behandelt werden, besonders von den männlichen Ärzten. Es kommt vor, dass diese mit unvorsichtigen Eingriffen Frauen verletzen, sich darüber aber wenig Gedanken machen.

Carola reagiert auf diese Erfahrungen mit massiven Stresssymptomen, Schlafstörungen und Nesselsucht. Und, was das schlimmste für sie ist, sie verliert die sexuelle Lust an ihrer Partnerin. Ständig mit intimen Untersuchungen und Gesprächen konfrontiert, muss sie in der Klinik mit aller Kraft ihre Gefühle kontrollieren. Zu Hause kann sie dann nicht plötzlich auf Lust und Erotik umschalten. Sie sieht sich vor die Wahl gestellt, „Lesbe zu bleiben oder Gynäkologin zu werden" – und entscheidet sich für ersteres. „Der Preis war mir zu hoch und mir war klar, ich konnte keine Gynäkologin werden. Das war für mich ziemlich schlimm, weil ich ja deswegen Medizin studieren wollte."

Sie schaut sich dann die Kinderheilkunde an, macht aber auch hier negative Erfahrungen. Besonders belastend ist für sie, dass einige Eltern nicht gut für ihre Kinder sorgen können. Sie hat den Eindruck, die Kinder werden in der Klinik „nur abgegeben", weil die Eltern mit der Betreuung überfordert sind.

Zunehmend interessiert sich Carola für die psychischen Aspekte von Krankheiten und wählt daher für das ÄIP eine Stelle mit psychosomatischem Schwerpunkt. Da sie weiterhin gerne mit Kindern arbeiten will und ihr der Bezug auf rein körperliche Aspekte von Krankheiten zu eng erscheint, denkt sie an die Kinder- und Jugendpsychiatrie. Sie hat zwar keine Vorstellungen von diesem Fach, das im Studium kaum vorkam, hofft aber, es könnte das Richtige für sie sein.

Sie bewirbt sich in den wenigen Kliniken mit einer kinderpsychiatrischen Abteilung in Berlin und Umgebung und ist dieses Mal mit ihren Bewerbungen überraschend erfolgreich. Sie wird in allen Kliniken zum Bewerbungsgespräch eingeladen und bekommt überall eine Stelle angeboten. Dass sie sich nun selbst die Stelle aussuchen kann, bestätigt sie in ihrem neuen Selbstbewusstsein als Ärztin. Sie entscheidet sich für eine Klinik in der Stadt Brandenburg, eine Stunde außerhalb von Berlin. Diese Entscheidung bereut sie nie, das gilt sowohl für das Fach als auch für die Klinik.

Zum ersten Mal geht sie als Ärztin gern zur Arbeit. Nach all den Zweifeln ist sie endlich in diesem Beruf angekommen. Inzwischen arbeitet sie seit sieben Jahren in dieser Klinik, hat die Weiterbildung zur Fachärztin für Kinder- und Jugendpsychiatrie beendet und ist Oberärztin geworden.

Offenheit im beruflichen Umfeld

Mit ihrer lesbischen Lebensweise geht Carola sowohl im Studium als auch gegenüber den KollegInnen in den Kliniken immer offen um.

Auch in ihrer jetzigen Klinik wissen alle MitarbeiterInnen, dass Carola lesbisch lebt. Allerdings spricht sie hier zu Anfang ihre Lebensweise nicht offen an. Sie befürchtet im „Osten" mehr Vorbehalte gegenüber Lesben und Schwulen als in Berlin. Lügen will sie zwar nicht, weicht aber Fragen nach ihrem Privatleben aus oder formuliert ihre Antworten neutral.

Das ist nicht einfach. Gleich in den ersten Wochen gibt es auf ihrer Station ein Gespräch mit allen MitarbeiterInnen. Dabei stellen diese nacheinander Fragen jeglicher Art an sie, auch zu ihrem Privatleben. Sie empfindet die Situation wie ein Tribunal und ist froh, sich darauf vorbereitet zu haben. In einem Buch hat sie sich vorher über die Gepflogenheiten im „Osten" informiert und weiß deshalb, dass solche Gespräche üblich sind und dem gegenseitigen Kennenlernen dienen sollen. Um die vielen persönlichen Fragen neutral zu beantworten, muss sie sich immer mehr winden. Schließlich bemerken die neuen KollegInnen ihre Zurückhaltung und respektieren diese.

Nach etwa einem Jahr wird Carola zur Hochzeit ihrer Oberärztin eingeladen. Bei dieser Gelegenheit wagt sie es zu fragen, ob sie ihre Freundin mitbringen könne. Durch das offene Auftreten mit der Partnerin bei diesem Fest erfahren die KollegInnen von ihrer Lebensweise.

Später verliebt sich Carola in Ines, eine Krankenpflegerin in ihrer Abteilung. Diese Beziehung lebt sie offen, und spätestens seitdem wissen alle Bescheid. Die KollegInnen gehen sehr locker und offen damit um. Sie fragen nach, was die beiden am Wochenende gemacht haben und wie der gemeinsame Urlaub war.

Diskriminierungen als Lesbe bei ihrer Arbeit hat Carola nicht erlebt. Sie denkt, dass das vielleicht mit ihrer hierarchisch hohen Position als Ärztin zu tun hat. Da sie auch viel in der Pflege oder als Stationshilfe gearbeitet hat, kennt sie den Unterschied – in diesen Jobs hat sie viel mehr Repressalien erlebt. Sie kann zwar nicht ausschließen, dass auch jetzt hinter ihrem Rücken schlecht über sie geredet wird, aber sie meint, in der Position als Ärztin bekomme sie es nicht zu hören.

Von dem inzwischen pensionierten Chef ihrer Klinik sagt sie, er sei „nicht glücklich" über ihre Lebensweise gewesen. Trotzdem fühlte sie sich in ihrer fachlichen Kompetenz von ihm anerkannt. Sie geht davon aus, dass ihr unkonventionelles Leben als unverheiratete kinderlose Frau für ihn mindestens genauso befremdlich war wie ihre lesbische Lebensweise.

Erst vor Kurzem hat Carola doch noch eine schwerwiegende Diskriminierung erlebt. Ein neuer Kollege flirtete oft mit ihr und machte ihr gegenüber mehrfach anzügliche Bemerkungen. Um ihn abzuwehren, sagte sie ihm, dass sie in einer Frauenbeziehung lebe. Daraufhin antwortete er, wenn er sie rechtzeitig kennengelernt hätte, hätte er sie sexuell auf den rechten Weg gebracht. Sie war in dieser Situation völlig sprachlos, brachte aber wohl nonverbal deutlich genug zum Ausdruck, wie sie sein Verhalten fand. Seitdem hält der Kollege mehr Abstand zu ihr.

Auch im Privatleben versteckt Carola ihre Lebensweise nicht. In Berlin war es sowieso nie ein Thema für sie. In Brandenburg ist sie anfangs eher zurückhaltend, wenn sie mit ihrer Freundin unterwegs ist, weil sie nicht weiß, wie Ines mit der neuen Situation umgehen will. Ines ist in Brandenburg groß geworden, hat aber von Anfang an keine Bedenken, sich in der Stadt mit Carola offen zu zeigen. Die meisten Menschen im ihrem Umfeld reagieren positiv.

Von Unbekannten wird Carola dagegen sowohl in Berlin als auch in Brandenburg schon öfter wegen ihrer Lebensweise angegriffen. Zum Beispiel pinkelten Männer auf ihre Sachen am Ufer, als sie mit ihrer Freundin im See badete. Oder sie wurde im Park zusammen mit ihrer Freundin mit Dosen beworfen.

Kontakt mit PatientInnen

Im Umgang mit PatientInnen ist Carola mit ihrer Lebensweise sehr zurückhaltend. Sie sieht es als Teil ihrer Professionalität, Privates aus den Kontakten mit den PatientInnen und deren Eltern herauszuhalten. Das würde sie auch nicht anders machen, wenn sie heterosexuell leben würde. Wenn sie gefragt wird, ob sie verheiratet ist oder Kinder hat, antwortet sie meist ausweichend oder mit einem knappen „Nein".

Schwierig findet sie es, wenn sie PatientInnen oder deren Eltern außerhalb der Klinik trifft. In der Kleinstadt, in der sie lebt und arbeitet, passiert es nicht selten, dass man sich auf der Straße, in der Kneipe oder beim Sport begegnet. Solange sie noch als Ärztin mit ihnen zu tun hat, vermeidet sie dann Privatgespräche. Aber sie versteckt sich nicht, wenn sie mit Ines unterwegs ist.

Bei körperlichen Untersuchungen von Mädchen sorgt Carola dafür, dass immer eine weitere Mitarbeiterin anwesend ist. In der Kinder- und Jugendpsychiatrie können, wie sie sagt, distanzgeminderte pubertierende Mädchen sie als lesbische Ärztin, aber auch die heterosexuellen Ärzte in Schwierigkeiten bringen. Sie achtet im Kontakt mit diesen Mädchen ganz besonders darauf, dass ihr Verhalten nicht fehlgedeutet werden kann. Inzwischen ist es in der Klinik Standard, dass bei körperlichen Untersuchungen von Jugendlichen immer auch eine Pflegefachkraft anwesend ist.

Carola geht davon aus, dass die Jugendlichen von ihrer lesbischen Lebensweise nichts mitbekommen, wohl aber wahrnehmen, dass sie anders ist als andere Frauen. Sie sieht das positiv, da sie den Jugendlichen ein vom traditionellen Frauenbild abweichendes Rollenmodell präsentiert. Ihr fällt auf, dass Jugendliche, die Probleme mit der sexuellen Orientierung oder Identität haben, oft in ihrer Betreuung landen. Das könnte mit ihrer Sensibilität und Offenheit für diese Themen zusammenhängen. Sie stellt in der Anamnese grundsätzlich offene Fragen zur sexuellen Orientierung und Identität und deutet damit ihre Bereitschaft an, über diese Themen zu sprechen. Damit gewährt sie den Jugendlichen einen Schutzraum und gibt ihnen besondere Entwicklungsmöglichkeiten.

Unterstützung durch die Partnerinnen

Die Menschen, die Carola bei ihrem langen und konfliktreichen Berufsweg hauptsächlich begleiten und unterstützen, sind ihre Partnerinnen.

Die erste, die sie im Altenpflegeheim kennenlernt, überzeugt sie, das Medizinstudium überhaupt erst zu beginnen. Danach ist es immer wieder die jeweilige Liebste, die Carola dazu bringt, nach längerer Pause ihr Studium doch wieder aufzunehmen und es schließlich zu beenden.

Auch in ihrer jetzigen Arbeit empfindet Carola ihre Partnerin Ines als wesentliche Unterstützung. Ines sorgt dafür, dass Carola sich zu Hause entspannen und Energie tanken kann. Sie kümmert sich um die privaten Kontakte und sorgt bei Verabredungen dafür, dass Carola vorher rechtzeitig von der Arbeit nach Hause kommt. Da es Carola oft schwer fällt, ein Ende bei der Arbeit in der Klinik zu finden, ruft Ines sie öfter an und erinnert sie daran, Feierabend zu machen. Carola schätzt diese Unterstützung sehr und geht davon aus, dass sie sonst ihre Arbeit nicht so gut machen könnte.

Netzwerke

Das Netzwerk *Charlotte e.V.* begleitet Carola seit vielen Jahren, da sie schon als Studentin zum ersten Mal Kontakt aufnimmt. Wenn sie das Studium wieder einmal für längere Zeit unterbricht und nur in der Pflege arbeitet, denkt sie zwar darüber nach, ob sie da überhaupt noch richtig sei. Gleichzeitig hält sie das Netzwerk aber auch „bei der Stange" und macht ihr Hoffnung, dass man auch Ärztin werden kann, wenn man so ist wie sie. Die Frauen, die sie dort kennenlernt, helfen ihr sehr, ihre Rolle als Ärztin zu finden. Wie Carola entsprechen sie nicht dem traditionellen Bild einer Ärztin, haben andere Ansichten und Lebensweisen und trotzdem sind sie „richtige" Ärztinnen.

Die jüngeren Ärztinnen im Netzwerk findet sie erfrischend, eine neue Generation mit ganz anderen Lebenswegen und Erfahrungen. Bei ihnen sieht sie Auswirkungen der neuen Situation auf dem Arbeitsmarkt: dass es jetzt viel leichter ist, eine Stelle zu bekommen. Damit eröffnet sich auch für Carola eine neue innere Freiheit. Sie kann jederzeit, auch noch fünf Jahre vor der Rente, etwas Neues anfangen, weil sie immer die Chance hat, eine neue Stelle zu bekommen.

Beruf und Hobby, Berlin und Brandenburg

Neben ihrer ärztlichen Tätigkeit hat Carola ein intensives Hobby, das mit einem Nebenjob verbunden ist. Sie tanzt Standard- und Lateintänze sowie Tango Argentino. Als aktive Turniertänzerin belegt sie bei internationalen Tanzturnieren für gleichgeschlechtliche Paare regelmäßig die vorderen Plätze. Darüber hinaus gibt sie Tanzkurse in Berlin.

Das führt zwar zu noch mehr zeitlicher Belastung: An drei Abenden pro Woche fährt sie nach der Arbeit eine Stunde nach Berlin, um dort zu trainieren und zu unterrichten. Immer wieder denkt sie darüber nach, das Tanzen aufzugeben. Aber gleichzeitig sieht sie dieses Hobby als unverzichtbaren Ausgleich zum beruflichen Stress. Sie befürchtet, es wäre extrem öde, nach der Arbeit nach Hause zu gehen, vielleicht noch einen Spaziergang zu machen, dann zu schlafen und am nächsten Morgen wieder in die Klinik zu fahren. Ein solches Leben ist für sie nicht lebenswert, sondern „vergeudet".

Wichtig sind ihr auch die sozialen Kontakte in der lesbisch-schwulen Tanzszene, ihrer Community. Sie genießt es, zu den schwul-lesbischen Sportereignissen wie Gay-Games und Euro-Games zu fahren und in der Menge von Schwulen und Lesben zu baden. Dass sie dafür Urlaub bekommt, ist für ihre Arbeit in der Klinik immer Bedingung. „Also entweder ich bekomme dafür Urlaub, selbst in der Ferienzeit, oder ich kündige. Es hat immer geklappt."

Über das Tanzen lernt Carola Menschen aus unterschiedlichen nicht medizinischen Berufen kennen, die ihren Horizont erweitern. Sie schätzt auch den feministischen Blick von außen auf ihre Arbeit. Ohne diese Anregungen würde sie „eingehen wie eine Primel". All diese Facetten ihres Lebens gehören zu ihrer Person, und darin authentisch zu sein, sieht sie als grundlegend für die Qualität ihrer ärztlichen Arbeit an.

Berufliche Zufriedenheit

Carola findet die Arbeit in ihrem Fachbereich und der Klinik nach wie vor spannend und befriedigend. Nach den vielen Zweifeln und Unterbrechungen im Studium und während der ersten Berufsjahre ist sie immer noch erstaunt, dass sie Fachärztin und sogar Oberärztin geworden ist. Es macht sie glücklich, sich nun endlich mit ihrer Position identifizieren zu können.

Eingeschränkt wird ihre Arbeitszufriedenheit auch in dieser Klinik durch die hohe Arbeitsbelastung. Da in der Abteilung Personalmangel herrscht und einige Stellen nicht besetzt sind, muss Carola neben den Aufgaben als Oberärztin zusätzlich Tätigkeiten als Stationsärztin übernehmen. Mit dem vorhandenen Personal ist die Arbeit eigentlich nicht zu schaffen. Carola beneidet ihre männlichen Kollegen, die sich, wie sie findet, besser abgrenzen können. Sie selbst kann nicht wegsehen, wenn ihre KollegInnen überfordert sind, und macht dann die Arbeit lieber selbst, statt zu delegieren. So hat sie ständig das Gefühl, sich nicht auf ihre Aufgaben zu konzentrieren und alles nur halb zu machen, um die Arbeit überhaupt bewältigen zu können.

Trotz ihrer Zufriedenheit mit dem Fachgebiet und ihrer jetzigen Position hat Carola nicht die Vorstellung, diese Arbeit bis zur Rente zu machen. Sie sagt, sie brauche immer das Gefühl, dass noch mal etwas Neues kommen kann, und Ziele, die sie anstrebt. Sie kann sich vorstellen, Chefärztin zu werden, und hat deshalb mit einer Dissertation begonnen. Aber auch wenn sie diese Position erreicht hat, wird sie wahrscheinlich noch nicht zur Ruhe kommen und vielleicht sogar noch einmal die Fachrichtung wechseln, um neue Erfahrungen zu machen.

Julia, 32, Assistenzärztin Innere Medizin
„Ich möchte bei der Arbeit, wie andere auch, einfach von
der Partnerin und den Freizeitaktivitäten erzählen können."

Julia ist 32 Jahre alt. Sie arbeitet als Assistenzärztin in der Inneren Medizin in einem kleinen Kreiskrankenhaus in Südbayern und strebt die Facharztanerkennung für Innere Medizin an. Sie lebt in München, genauso wie ihre Partnerin Melanie.

Aufgewachsen ist Julia zusammen mit zwei Geschwistern in einem Dorf in der Nähe von Regensburg. Der Vater arbeitet als Schiffsführer, ihre Mutter, von Beruf Friseurin, hilft dem Vater auf dem Schiff und kümmert sich um den Haushalt.

Klarer Berufswunsch – Verzögerung im Studium

Als Kind und Jugendliche kann sich Julia vorstellen, Bäuerin, Polizistin oder Archäologin zu werden. Das ändert sich jedoch, als sie mit 17 Jahren im Gymnasium bei einer Orientierungsveranstaltung zur Berufsfindung den Arztberuf kennenlernt. Die anwesenden Ärzte können sie dafür begeistern, und Julia entdeckt diesen Beruf als gute Mischung zwischen Theorie und Praxis. Ihr gefallen die sinnvolle Arbeit nahe am Menschen, der persönliche Arbeitseinsatz und die Verantwortung für die Gesundheit und das Leben der PatientInnen, vor der sie viel Respekt hat.

Die Eltern überlassen Julia die Entscheidung. Allerdings macht sich die Mutter Sorgen, dass der Arztberuf zu anstrengend sein könnte, und schlägt Julia vor, doch besser Arzthelferin zu werden. Nicht dass sie Julia Studium und Ärztinnentätigkeit nicht zutraut, aber sie wünscht ihrer Tochter ein leichtes, angenehmes Leben ohne große Belastungen. Der Vater äußert sich nie explizit zu Julias Berufsplänen, aber seit sie das Examen bestanden hat, ist er sehr stolz auf sie. Besonders deutlich kommt das zum Ausdruck, als er ernsthaft krank wird. Julias Rat ist ihm stets teuer und es hilft ihm sehr, dass sie sich für ihn einsetzt und auch so manche Konfrontation mit den behandelnden Ärzten nicht scheut.

Um rasch einen Studienplatz zu bekommen, bemüht sich Julia erfolgreich um gute Abiturnoten. Trotzdem verzögert sich der Beginn des Studiums um eineinhalb Jahre: Unmittelbar nach der Abiturprüfung hat sie einen Verkehrsunfall und erleidet schwere Kopfverletzungen. Auf drei Monate im Krankenhaus folgen neun Monate neurologische Rehabilitation. Danach bekommt sie einen Studienplatz in Halle angeboten – Julia lehnt ihn jedoch ab. Sie möchte ungern in dieser Stadt leben, außerdem fühlt sie sich nach der Rehabilitation noch nicht fit genug, um sofort mit dem Studium zu beginnen. Stattdessen ergreift sie die Gelegenheit, in Köln an einem Vorbereitungsseminar für das Studium teilzunehmen. Danach soll es dann endlich losgehen – am liebsten in Regensburg.

Neue Erkenntnisse im Vorbereitungsseminar: das Coming-out

In Köln lernt Julia nicht nur viel über Medizin, es wird ihr hier auch zum ersten Mal bewusst, dass sie Frauen liebt. Der Schlüsselmoment ist, als sie miterlebt, wie ihre sympathische und attraktive Mitbewohnerin eine ebenfalls sehr gut aussehende Frau küsst.

Auf dem Land, wo Julia herkommt, hat sie so etwas noch nie erlebt. Zwar spielt sie während ihrer Schulzeit Fußball im Verein. Dass einige der Mitspielerinnen lesbisch sind, nimmt sie damals jedoch nicht wahr, das wird ihr erst später bewusst. Zudem sind es eher maskulin aussehende Frauen, die sich für andere Frauen interessieren – eine Tatsache, die sie sehr abschreckt.

In Köln merkt Julia nun, dass sie sich in ihre Mitbewohnerin verliebt hat. Zwar werden ihre Gefühle nicht erwidert, dennoch ist sie begeistert, sie fühlt sich „wie erlöst". Rückblickend stellt sie fest, dass sie sich trotz einiger kurzer Beziehungen mit Männern immer mehr für Frauen interessierte, es zuvor aber nie realisiert hatte, dass sie diese auch sexuell attraktiv fand.

Ihren Freundinnen zu Hause, allesamt „durch und durch hetero", teilt sie ihre neue Erkenntnis sofort per Telefon mit: „Wisst ihr was, ich bin lesbisch!" Die Freundinnen reagieren gelassen, manche etwas verwundert, aber sie freuen sich mit Julia. Voller Tatendrang startet Julia ihr „neues Projekt" und beginnt mit ihren Freundinnen, die sie in Köln besuchen, die Lesbenszene auszukundschaften. Jung und schüchtern, wie sie damals ist, findet Julia zwar keine Partnerin, erinnert sich jedoch gerne an diese aufregende Zeit.

Weniger gern denkt sie dagegen an das Vorbereitungsseminar für angehende MedizinstudentInnen in Köln zurück. Julia fühlt sich dort unwohl und von einigen TeilnehmerInnen ausgegrenzt, die sie als „Möchtegernelite aus besserem Hause" bezeichnet. Von einer Frau aus der Gruppe, mit der sie sich gut versteht, erfährt sie, dass ein Student sie als „blöde Lesbe" bezeichnet hat. Woher er wusste, dass sie lesbisch ist, weiß Julia nicht. Entweder hat er ihr nur unterstellt, lesbisch zu sein, oder sie ist bei ihren Szeneausflügen gesehen worden. Möglicherweise ist ihm auch aufgefallen, dass sie im Kurs überwiegend Kontakt zu Frauen hatte.

Studium und Suche nach der lokalen Lesbenszene

Das Medizinstudium beginnt Julia dann an ihrem Wunschort, in Regensburg. Anfangs fühlt sie sich in der Stadt wohl, sie lernt an der Universität viele nette Leute kennen. Obwohl alle fleißig studieren und lernen, bleibt genug Zeit und Energie für Partys übrig.

Als Julia – gestresst von der Menge theoretischer Lerninhalte – das Physikum um ein Semester verschiebt, verliert sie den Kontakt zu den bisherigen KommilitonInnen. Die Mitstudierenden im neuen Semester – „typische Medizinstudenten" – sind ihr überwiegend unsympathisch. Mit ihrer lesbischen Lebensweise ist Julia ihnen gegenüber zurückhaltend und vertraut sich nur einigen engen FreundInnen an. Viele der Studierenden sind konservativ und Julia befürchtet negative Reaktionen. Bei den Frauen im Semester hat sie die Sorge, diese könnten ihr sexuelle Interessen unterstellen und sich deswegen vor ihr zurückziehen. Julia wünscht sich mehr Kontakt zu anderen Lesben, die es in ihrem Umfeld an der Uni aber anscheinend nicht gibt. So fühlt sie sich nun sehr isoliert und unglücklich.

Auch die Frauen- und Lesbenszene in Regensburg ist nicht so spannend wie in Köln, außerdem sehr überschaubar, mit nur wenigen Angeboten. Es gibt einmal im Monat eine Veranstaltung für Schwule und Lesben, dorthin kommen jedoch vorwiegend androgyn aussehende Frauen, die Julia weiterhin eher abschrecken.

Da es mit Frauenbeziehungen nicht klappt, will sie es nun doch noch einmal mit Männern versuchen. Sie lässt sich auf eine kurze Liaison mit einem Mann ein und entscheidet nach deren Ende, mit Männerbeziehungen abzuschließen.

Nach einigen kurzen Beziehungsversuchen mit lesbischen Frauen findet sie in der Münchner Lesbenszene ihre erste richtige Partnerin, Constanze. Wegen ihr zieht Julia nach Studienabschluss nach München und tritt dort ihre erste Stelle in einem kleineren Krankenhaus im Umland an.

Coming-out gegenüber den Eltern

Bereits vor ihrer Beziehung mit Constanze bringt Julia Freundinnen mit nach Hause. Dem Vater fällt bei einem solchen Besuch auf, dass sich seine Tochter für Frauen interessiert, er sagt anschließend zu ihrer Mutter: „Die Julia will doch was von der ..." Die Mutter bemerkt jedoch nichts oder will es nicht wahrhaben. Als Julia ihr später offen erklärt, dass sie Frauen liebt, ist sie zunächst entsetzt. Sie stellt absonderliche Theorien über mögliche Ursachen für die Homosexualität ihrer Tochter auf, gegen die sich Julia jedoch gut abgrenzen kann. Für sie fühlt es sich damals wie heute gut und richtig an, Frauen zu lieben.

Mittlerweile kommen von der Mutter wechselnde Reaktionen. Einmal sagt sie: „Das ist ja ein nettes Mädel, deine neue Freundin", empfängt diese herzlich und lädt sie auch zu Weihnachten ein. Ein anderes Mal, zu ihrem Geburtstag, wird die Freundin nicht mit eingeladen und die Mutter reagiert kühl, als Julia ankündigt, sie mitzubringen. Möglicherweise, glaubt Julia, ist ihre Mutter von ihren zeitweise häufig wechselnden Beziehungen überfordert. Vielleicht hofft sie aber auch, dass die Phase doch noch vorübergeht und Julia nur „noch nicht den richtigen Mann gefunden" hat.

Viel geredet wird über das Thema zu Hause nicht. Besonders der Vater und der Bruder sprechen nicht darüber. Julias Schwester geht dagegen ungezwungen mit Julias Freundinnen um.

Von der Familie ihrer jetzigen Partnerin fühlt Julia sich sehr herzlich empfangen. Melanies Eltern mögen Julia sehr gerne und laden sie selbstverständlich zu Familienfeiern mit ein. Sie sind Rheinländer, schon etwas älter, und Julia denkt, dass sie vielleicht deswegen alles gelassener sehen.

Berufseinstieg – Vorsicht beim Outen und negative Erfahrungen

Julia entscheidet sich nach dem Studium, in der Inneren Medizin zu arbeiten. Neben der Kinderheilkunde ist das ihr Lieblingsfach. Es ist nicht schwierig, eine Stelle in der Nähe von München zu finden, wo sie wegen ihrer Partnerin hin will. Nach zweieinhalb Jahren wechselt sie in eine größere Klinik direkt in München. Der gute Ruf der Klinik hat sie gelockt, doch ihre Erwartungen erfüllen sich nicht. Die Atmosphäre ist geprägt von ständiger Kritik und wenig Wertschätzung unter den KollegInnen. Noch einmal wechselt sie daher die Stelle und arbeitet nun wieder außerhalb von München in einem kleineren Krankenhaus. Hier fühlt sie sich fachlich gut aufgehoben, lernt viel und kann wichtige Bereiche der Weiterbildung zur Fachärztin absolvieren.

Wie im Studium ist Julia auch im Berufsleben vorsichtig damit, sich zu outen. An ihrer ersten Stelle wird sie von einem Oberarzt gefragt, ob sie einen Freund habe. Spontan antwortet sie, „Nein, aber ich habe eine Freundin", worauf er sehr betont, er habe damit kein Problem. Julia empfindet seine Antwort nicht als ehrlich und erfährt später, dass er zu einer Kollegin sagt, er habe zwar nichts dagegen, aber normal sei Homosexualität nicht.

Bestärkt durch diese Erfahrung und aus Sorge vor weiteren negativen Reaktionen spricht Julia mit anderen KollegInnen nicht mehr über ihre Partnerin. In privaten Gesprächen hält sie sich sehr zurück, selbst im Kontakt mit einer lesbisch lebenden Krankenpflegerin wird das Thema nicht erwähnt, obwohl unausgesprochen beiden die Lebensweise der anderen klar ist. Trotz ihrer Zurückhaltung vermutet Julia, dass viele der MitarbeiterInnen von ihrer Lebensweise wissen.

An ihrer zweiten Arbeitsstelle erlebt sie bereits im Vorstellungsgespräch eine heikle Situation. Nach einer kurzen Aufwärmphase fragt der zukünftige Chef nach ihren Hobbys. Als Julia das Fußballspielen erwähnt, reagiert er entsetzt: „Waas, Sie spielen Fußball? Da sind doch nur homosexuelle Frauen. Mit denen kann ich ja überhaupt nicht, die sind mir viel zu tough!" – woraufhin Julia im Erdboden versinken möchte. Später kommt noch die Frage nach der Familienplanung auf den Tisch. Als Julia antwortet, in den nächsten Jahren dächte sie nicht an Kinder, kommt eine weitere aufgebrachte, fast vorwurfsvolle Reaktion: „Wieso nicht? Kinder sind doch etwas Schönes!"

Nach diesem desaströsen Gespräch fragt sich Julia, ob sie bei diesem Chef überhaupt arbeiten will. Als sie von ihm die Stelle tatsächlich angeboten bekommt, entscheidet sie sich nach einigem Nachdenken doch, sie anzunehmen. Sie behält aber nach diesem Einstieg im Bewerbungsgespräch ihre defensive Coming-out-Strategie am Arbeitsplatz bei. Lediglich gegenüber einer lesbischen Krankenpflegerin, mit der sie sich gut versteht, outet sie sich. Diese Mitarbeiterin geht sehr offen mit ihrer Lebensweise um, es wird jedoch kaum darüber gesprochen. Einmal hört Julia, wie der Oberarzt sich mit dieser Mitarbeiterin unterhält und sagt: „... und du bist wohl der Mann, oder?" Sie fragt die Kollegin später, wie sie denn so eine Äußerung finde. Diese antwortet locker: „Das war doch nur Spaß, der Michi meint das nicht so." Julia ist von dem selbstverständlichen Umgang der beiden mit diesem Thema überrascht, sie vermutet, dass es daran liegt, dass die beiden schon so lange zusammenarbeiten. Sie denkt aber auch, dass so ein Kontakt eher zwischen Krankenpflegerin und Arzt möglich ist. Bei einer Ärztin, noch dazu einer, die neu in der Klinik ist, würde mit der lesbischen Lebensweise sicher anders umgegangen.

Ihre ärztlichen KollegInnen in dieser Klinik sind sehr konservativ, Julia nimmt sie als arrogant wahr. Sie empfindet ihre Zeit dort als Qual – nicht nur wegen der großen Arbeitsbelastung, sondern auch wegen des persönlichen Umgangs zwischen den KollegInnen. Die sehr erfolgsorientierte Oberärztin bevorzugt männliche Kollegen und kritisiert Julia ständig vor anderen KollegInnen. Auch der Chef kritisiert und beschuldigt seine ärztlichen KollegInnen oft unsachlich und unberechtigt. Julia ist unsicher, ob das Verhalten der Vorgesetzten ihr gegenüber mit ihrer lesbischen Lebensweise zu tun hat. Obwohl sie selbst sich nicht outet, geht sie davon aus, dass sie davon wissen oder es zumindest ahnen. Zwar werden auch andere AssistenzärztInnen ähnlich behandelt, aber rückblickend findet Julia doch, dass es sie härter traf als die KollegInnen.

Auch an ihrer jetzigen Stelle hält Julia ihre Vorsicht und Zurückhaltung in Bezug auf das Outen aufrecht. Zwar fühlt sie sich inzwischen fachlich anerkannt und menschlich akzeptiert, sie schätzt ihre KollegInnen und findet sie durchweg sympathisch. Trotzdem hat sie auch hier nicht das Gefühl, sich outen oder gar ihre Freundin zu einer Veranstaltung mitbringen zu können. Ihr Chef ist älter und sehr konservativ, vor allem er soll es nicht erfahren. Sie fühlt sich von ihm anerkannt und befürchtet, dass sich das ändern würde, wenn er von ihrer Lebensweise wüsste.

Ihre Vorsicht wird auch in dieser Klinik durch homophobe Äußerungen von KollegInnen genährt. Ein Vorfall ereignet sich auf der Intensivstation, als Julia Dienst hat und einen sehr ungepflegten alkoholisierten Patienten untersucht. Die anwesende Krankenpflegerin will die Situation auflockern und ruft ihr zu: „Julia, schau ihn nicht so lange an, sonst wirst du noch lesbisch!" Julia ist irritiert und fragt sich wieder einmal, ob ihr Umfeld wohl von ihrer Lebensweise weiß.

Außerdem wird sie mehrfach Zeugin negativer Äußerungen über Lesben. Über eine unbeliebte Stationsleitung wird einmal als „die blöde Lesbe" geschimpft. Julia ist in mehrfacher Hinsicht schockiert. Zum einen hätte sie so etwas nicht von einer, ihr ansonsten sehr sympathischen Krankenpflegerin erwartet. Zum anderen ist sie selbst nicht darauf gekommen, dass diese Stationsleitung lesbisch lebt. Schlagartig wird ihr nun klar, dass die Stationsleitung sie umgekehrt wohl als Lesbe erkannt haben muss und deswegen immer so nett zu ihr ist. Beherzt verteidigt sie die Mitarbeiterin: „Aber das ist doch nicht schlimm, dass sie lesbisch ist!", woraufhin die Kollegin entgegnet: „Das stimmt, die ist eigentlich bisexuell!"

Julia sagt sich zwar, dass die Krankenpflegerin wahrscheinlich nichts gegen Lesben habe und das Wort völlig unüberlegt als Schimpfwort benutzt hat. Aber der Vorfall zeigt ihr erneut, dass ihr berufliches Umfeld kein sicherer Ort für Lesben ist.

Auf der anderen Seite wird oft über einen ehemaligen, offen schwulen ärztlichen Kollegen gesprochen. Viele KollegInnen äußern sich Julia gegenüber betont positiv über ihn, sie hat das Gefühl, dass sie ihr damit Offenheit und Toleranz demonstrieren wollen. Die anderen Erfahrungen belasten sie jedoch so sehr, dass sie es derzeit nicht wagt, sich zu outen – obwohl sie denkt, dass es langsam an der Zeit wäre. Auch wenn ihr eine vollständige Offenheit nicht möglich erscheint, wünscht sie sich, wie andere MitarbeiterInnen auch ungezwungen im Gespräch über Partnerin und Freizeitaktivitäten erzählen zu können.

Schwule oder lesbische ÄrztInnen, selbst solche, von denen sie es nur vermutet hätte, sind ihr in den Kliniken nie begegnet.

Kontakt mit PatientInnen

Im Kontakt mit PatientInnen hält Julia Informationen über ihre Lebensweise komplett zurück, sie findet es äußerst unprofessionell, mit PatientInnen über Persönliches zu sprechen. Wird Julia nach Ehemann und Kindern gefragt, antwortet sie mit „Nein". Solche Fragen nimmt sie als selbstverständlich und stört sich nicht daran.

Einmal trifft sie eine Patientin, die sie aus der Lesbenszene her kennt, in der Klinik. Unangenehm ist ihr diese Situation nicht wegen der gemeinsamen sexuellen Orientierung, sondern weil die Frau zum Alkoholentzug in die Klinik kommt. Bei einer anderen Patientin, von der sie vermutet, dass sie lesbisch ist, erlebt sie irritierte Reaktionen der Pflegekräfte auf deren maskulines Aussehen: „Die ist ja komisch – wie ein Mann zieht die sich an – wie ein Kerl läuft die rum!" Julia begegnet dieser Patientin mit Akzeptanz und kann zu ihr ein Vertrauensverhältnis aufbauen.

Beruf und Privatleben

Im Großen und Ganzen kann Julia die beruflichen Anforderungen als Ärztin mit ihrem Privatleben gut vereinbaren. Sie findet, dass Lesben viel Freizeit haben, da sie ja meist keine Familie versorgen müssen. Zwar kann sie wegen der Nacht- und Bereitschaftsdienste nicht immer mitkommen, wenn ihre Freundinnen gemeinsam in der Szene unterwegs sind, aber viele ihrer Freundinnen sind ebenfalls sehr engagiert in ihren Berufen und haben Verständnis dafür. Sie freuen sich jedes Mal, wenn Julia frei hat und mitkommen kann.

Dagegen befürchtet Julia, ihre Partnerin Melanie könnte unzufrieden damit sein, oft bei den gemeinsamen Unternehmungen auf Julias Begleitung verzichten zu müssen.

Julia ist auch sportlich aktiv. Zwar hat sie den Fußball als Vereinssport aufgegeben, da sie die regelmäßigen Trainings- und Spieltage nicht mehr einhalten kann. Dafür spielt sie jetzt in einem schwul-lesbischen Verein verschiedene Ballsportarten. Hier trifft sie nette Leute, sie hat das Gefühl, auch außerhalb des Freundinnenkreises „Gleichgesinnte" zu finden, mit denen sie der Sport verbindet.

Inzwischen hat sich ihre Einstellung zu maskulin auftretenden Lesben verändert, auch durch das Buch „Stone Butch Blues". Attraktiv findet sie sie zwar immer noch nicht, schätzt aber die Freundschaften mit solchen Frauen.

Ausblick in die Zukunft

Julia möchte irgendwann gerne „mindestens ein" Kind bekommen. Am liebsten hätte sie den Bruder in ihre Familienplanung eingebunden. Er lehnt es jedoch vehement ab, Samen für ihre Partnerin zu spenden. Im Augenblick steht sowieso ihr berufliches Weiterkommen im Vordergrund. Melanie ist deutlich älter als Julia und möchte selbst keine Kinder, außerdem besteht die Partnerschaft für derartige Planungen noch nicht lange genug. Julia will demnächst mit Melanie zusammenziehen, dafür möchte sie eine Eigentumswohnung kaufen.

Mit ihrer aktuellen beruflichen Situation ist Julia recht zufrieden. Zwar hätte sie gerne weniger Bereitschaftsdienste und eine bessere personelle Besetzung für ihre Abteilung. Julia lernt jedoch viel, die Pflegekräfte und ärztlichen KollegInnen sind sympathisch und die Arbeit macht ihr Spaß. Sie ist überzeugt davon, ihren Traumberuf gefunden zu haben.

Ihr nächstes Ziel ist es, in ein bis zwei Jahren Fachärztin für Innere Medizin zu werden. Die Position einer Oberärztin strebt sie danach aber nicht gleich an, da sie ihr vorerst noch mit zu viel Verantwortung verbunden ist. Vielleicht möchte sie sich auf Gastroenterologie spezialisieren – sie hat gerade mit der Ausbildung dafür begonnen.

Später wird es möglicherweise auch interessant, in einer Praxis zu arbeiten, jedoch nur als angestellte Ärztin, da Julia Angst vor den betriebswirtschaftlichen Belastungen einer eigenen Praxis hat.

Out? Aber sicher?!

Erfahrungshorizonte und Strategien
lesbischer Ärztinnen im Berufsleben

Die Frage der Offenheit im Berufsalltag ist wohl einer der zentralen Fragen, die sich lesbische Ärztinnen immer wieder stellen, zumindest diejenigen, die ein Interesse an gesellschaftlicher Sichtbarkeit lesbischer Lebensformen haben. Einfache Antworten gibt es selten. Die Frage muss stets im jeweiligen Kontext abgewogen werden und zieht weitere Fragen nach sich: Wie offen kann frau in der jeweiligen Situation sein? Auf welche Weise outet sie sich? Wie wird „das Lesbische" verborgen?

Mit einem einmaligen Entschluss für oder gegen Offenheit ist es nicht getan. Die Offenheit gegenüber ChefInnen, KollegInnen, Angestellten oder PatientInnen bzw. deren sozialem Umfeld zieht Reaktionen nach sich, ebenso das Verstecken sowie Spielarten des Offenlassens, die das Gegenüber annehmen oder ignorieren kann. Die Reaktionen bewirken wiederum neue Fragen, Antworten und Verarbeitungsweisen und beeinflussen nicht selten die Entscheidungsfindung in der nächsten Situation. Dies gilt insbesondere für erlebte Diskriminierung.

Diese Fragen wurden während eines Seminars des Netzwerks *Charlotte e.V.* in Gruppen diskutiert und in Einzelinterviews erörtert.[19] Alle Ärztinnen, deren Erfahrungen in dieses Buch eingeflossen sind[20], agieren im beruflichen Umfeld in manchen Bereichen offen, in anderen versteckt; keine ist in allen Situationen völlig out, keine verheimlicht ihre lesbische Lebensweise komplett. Gegenüber ihren PatientInnen sind alle lesbischen Ärztinnen jedoch deutlich zurückhaltender mit Informationen über ihre Lebensform als bei ihren KollegInnen.

---

19 Eine ausführliche Beschreibung der Gruppendiskussionen und Interviews sowie der teilnehmenden Ärztinnen findet sich im ersten Kapitel.

20 Wie in den biografischen Berichten sind alle in diesem Kapitel genannten Namen Pseudonyme. Die Pseudonyme aus den biografischen Berichten wurden übernommen, bei Zitaten aus den Gruppendiskussionen wurde einzelnen Personen nicht immer das gleiche Pseudonym zugeordnet.

Sicher im Job – out im Beruf?

Offenheit oder Verstecken gegenüber ärztlichen und nicht ärztlichen KollegInnen

In den Interviews und Gruppendiskussionen bestätigte sich, was aus der bislang vorliegenden Literatur bekannt ist: Das Coming-out ist ein langer und individueller Prozess, der nie vollständig abgeschlossen ist, nicht zuletzt da sich bei neuen Kontakten die Frage der Offenheit immer wieder aufs Neue und mitunter auch je nach Konstellation anders stellt. Wie offen die einzelnen Frauen sind, hängt von vielen unterschiedlichen Faktoren ab. Grundsätzlich sind zwei Ausgangssituationen zu unterscheiden: als Lesbe das Medizinstudium zu beginnen bzw. in den ärztlichen Beruf einzutreten oder das Coming-out während des Studiums bzw. des Berufslebens zu erleben.

Bei Frauen, die zu Beginn des Studiums bzw. des Berufslebens bereits ausgeprägte Identitäten als Lesben haben, stehen eher die Unsicherheit mit der neuen Rolle als Studentin oder Ärztin im Vordergrund sowie die Frage, was sie in ihrem neuen Umfeld erwarten wird: Toleranz, Akzeptanz oder sogar Selbstverständlichkeit[21], aber auch Ablehnung in unterschiedlichen Formen.

Frauen, die ihr Coming-out erst während des Studiums oder ihrer Berufstätigkeit erleben, brauchen zunächst Zeit für innere Prozesse: Sie befinden sich auf einem Weg des Suchens, des Sich-Klärens; eine Identität wird neu kreiert, dabei manches verworfen, Neues ausprobiert. In der Regel sind sie zurückhaltend, sich damit im beruflichen Umfeld zu präsentieren. Bevor sie anfangen, sich gegenüber KollegInnen zu outen, sammeln die meisten zunächst Erfahrungen bei FreundInnen und in der Familie.

Offene Atmosphäre im Studium und Vorsicht beim Berufseinstieg

Die Studienjahre erscheinen vielen lesbischen Ärztinnen rückblickend als eine Zeit von relativ großer Offenheit und lockerem Umgang mit

---

21 Zu den Begriffen Toleranz, Akzeptanz und Selbstverständlichkeit siehe das Kapitel „Erfahrungen von Lesben und lesbischen Ärztinnen im Berufsleben".

der lesbischen Lebensweise. Die meisten fanden an der Universität oder in den Großstädten lebendige Lesbenszenen, in denen sie sich gut aufgehoben fühlten. Aber auch hier gibt es andere Erfahrungen: Einzelne Ärztinnen erlebten im Umfeld der medizinischen Hochschule Homophobie und empfanden es nicht als selbstverständlich, dort offen aufzutreten.

Insbesondere für diejenigen, die die Studienatmosphäre als Lesben eher offen und locker wahrnahmen, ist der Einstieg ins Berufsleben ein Bruch, sie agieren dann – zumindest am Anfang – deutlich vorsichtiger. Zunächst sind es nur einzelne KollegInnen, zu denen sie ein besonders gutes Verhältnis haben oder die sie als ausreichend vertrauenswürdig einschätzen, denen sie von ihrer Lebensweise erzählen. Nachdem sie so die Akzeptanz des Umfelds getestet haben, werden die meisten schrittweise offener.

Mehr Sicherheit am Arbeitsplatz durch Ärztemangel

Entscheidende Faktoren dabei sind die Sicherheit des Arbeitsplatzes und berufliche Anerkennung. Wenn lesbische Ärztinnen beruflich etabliert sind und/oder eine unbefristete Stelle haben, trauen sie sich meist mehr als in der Probezeit oder im Rahmen eines befristeten Jobs. Daher hat die Veränderung der Stellensituation für ÄrztInnen in den vergangenen 30 Jahren einen großen Einfluss auf die Entscheidungen gehabt, offen zu leben oder situativ out zu sein.

In den 1980er und 1990er Jahren gab es in den Kliniken einen großen Mangel an Stellen für ÄrztInnen, die Konkurrenz war groß und viele ÄrztInnen waren zeitweise erwerbslos. Aus dieser Zeit stammt auch Annes bitterer Bericht vom Verlust des Arbeitsplatzes, nachdem ihre lesbische Lebensweise bekannt geworden war.

In den vergangenen zehn Jahren hat sich die Stellensituation umgekehrt: Nun haben die Kliniken große Probleme, freie Stellen zu besetzen. Das gibt ÄrztInnen die Sicherheit, dass sie nicht so leicht gekündigt werden und jederzeit ohne Probleme eine neue Stelle finden können. Mit dieser Sicherheit können sie viel mehr Offenheit riskieren.

Sina erzählte, wie selbstbewusst sie in Bewerbungsgespräche ging und wie sie Zeichen ihrer lesbischen Lebensweise – kurze Haare und einseitig getragener Ohrring – nicht versteckte. Sie wusste, dass sie seit Monaten die einzige Bewerberin für die ausgeschriebene Stelle war. Sie begrüßt es, dass ihr diese Situation ermöglicht, sich in Kleidung und Frisur nicht so stark an die Erwartungen der Arbeitgeber anpassen zu müssen.

Zwei der Ärztinnen outeten sich bereits im Bewerbungsverfahren, indem sie auf Fragen zum Grund für den Stellen- und Ortswechsel ihre Partnerin erwähnten. Sie erlebten dabei positive und akzeptierende Reaktionen.

Selbst in Krankenhäusern mit sehr konservativen kirchlichen Trägern, in denen sich auch heute noch ÄrztInnen schriftlich zu einer „katholischen Lebensführung" verpflichten müssen,[22] ist mittlerweile offenbar eine begrenzte Offenheit möglich: Eine Ärztin berichtete in der Gruppendiskussion, dass auch einzelne ihrer Vorgesetzten von ihrer Lebensweise wissen. Es ist allerdings wichtig, dass sie nicht offen angesprochen und somit offiziell wird. Auch andere Diskussionsteilnehmerinnen erzählten von schwulen und lesbischen KollegInnen, deren begrenzte Offenheit von kirchlichen Arbeitgebern toleriert wird. Lesben oder Schwule, die in eingetragenen Lebenspartnerschaften leben und deren Lebensweise somit offiziell anerkannt und sichtbar ist, würden jedoch nicht eingestellt.

Ökonomischer Druck in der eigenen Praxis

In der Selbstständigkeit mit einer eigenen Praxis sind es andere Befürchtungen oder Sorgen, die Entscheidungen über Offenheit und Versteckt-Sein beeinflussen. Dort droht zwar nicht die Kündigung, jedoch müssen ÄrztInnen zu Beginn ihrer Niederlassung meist hohe Kredite aufnehmen. Das erzeugt ökonomischen Druck: Sie sind darauf angewiesen, dass PatientInnen zu ihnen kommen bzw. von KollegInnen überwiesen werden. Auch hier zeigt sich, dass Ärztinnen anfänglich vorsichtig sind.

---

22 Eine der Ärztinnen, die in der ehemaligen DDR als Ärztin arbeitete, wies darauf hin, dass dort die kirchlichen Krankenhäuser liberaler waren und sie nicht erlebt hat, dass eine derartige Verpflichtung eingefordert wurde.

Offener agieren sie, wenn die Praxis schon lange gut läuft und Darlehen abbezahlt sind.

Konservatives Umfeld

Außer der Sorge um den Arbeitsplatz oder die berufliche Existenz wurden weitere Faktoren genannt, die die Entscheidung beeinflussten, sich zu outen. Einige Ärztinnen trafen in den Kliniken auf sehr konservative KollegInnen und Vorgesetzte, denen gegenüber sie sich nicht outen wollten – zumindest nicht explizit. Sie befürchteten, dadurch die Anerkennung der KollegInnen zu verlieren. Andere hörten von MitarbeiterInnen homophobe oder hetero-sexistische Äußerungen, die sie in ihrer Vorsicht, sich besser nicht zu outen, bestätigten.

Sich outen? Ja! Aber wie?

Neben der Frage des Ob stellt sich für das Offenlegen und die Sichtbarkeit lesbischer Lebensweisen stets die Frage des Wie. Das heterosexuelle Umfeld geht in der Regel davon aus, dass alle Menschen so leben, und unterstellt auch den meisten Lesben erst einmal heterosexuelle Lebensweisen. Lesben können und müssen dann entscheiden, ob und wie sie widersprechen. Besonders, wenn sie keine Partnerin haben, die sie den KollegInnen präsentieren können, finden es viele Ärztinnen schwierig, einen passenden Anlass bzw. eine Form zu finden, sich zu outen.

Outing über den „Flurfunk"

Immer wieder ist daher in den Interviews und Diskussionen die Rede davon, wie Ärztinnen ihr Coming-out im Arbeitsumfeld gestalten können. Die eigene Lebensweise direkt anzusprechen, fällt vielen schwer, besonders wenn sie sie zunächst verschwiegen haben. Viele haben mit der Zeit gute Kontakte zu den KollegInnen in der Klinik oder den MitarbeiterInnen in der eigenen Praxis aufgebaut. Dann würden sie sich gerne outen, es fällt ihnen jedoch schwer, eine passende Gelegenheit oder passende Worte dafür zu finden. Eine Art „Geständnis" – „Was ich dir/Ihnen sagen möchte …" – oder eine „offizielle Mitteilung" – „Übrigens, ich bin lesbisch." – sind unpassend. Die lesbische Lebensweise ist ja nichts, was „eingestanden" werden müsste, sondern etwas für sie Selbstverständliches, das auch gesellschaftlich selbstverständlich sein sollte.

Außerdem nehmen viele eine subtil begrenzte Toleranz in der Form von „don't ask, don't tell"[23] wahr. Das heißt, dass die lesbische Lebensweise toleriert wird, solange nicht darüber gesprochen wird. Auch das erschwert Lesben das direkte Ansprechen.

Das macht verständlich, dass viele der Ärztinnen sich den KollegInnen gegenüber nicht aktiv und explizit outen. Sie berichteten, dass sie ihre Lebensweise in der jeweiligen Klinik nicht versteckten, sie gegenüber den MitarbeiterInnen aber auch nicht direkt ansprachen. Sie gingen aber davon aus, dass mit der Zeit die meisten KollegInnen und auch Vorgesetzten Bescheid wussten, auch wenn sie nicht sagen konnten, welche im Einzelnen und wie sie die Information bekommen hatten.

Viele Erfahrungen bestätigen, dass über MitarbeiterInnen und deren (lesbische) Lebensweise im beruflichen Umfeld gesprochen und dies weitergetragen wird. Das Outen dem „Flurfunk" zu überlassen, erspart zwar die unangenehme Situation, passende Gelegenheiten abwarten zu müssen, um mit MitarbeiterInnen über die eigene Lebensweise zu sprechen. Allerdings kann Unsicherheit entstehen, wenn im Kontakt mit KollegInnen unklar ist, ob und was diese wissen.

Auch Ärztinnen, die sich aus Sorge vor negativen Reaktionen im beruflichen Umfeld nicht outen wollten, gehen davon aus, dass viele KollegInnen im Laufe der Zeit von ihrer Lebensweise wussten oder sie zumindest vermuteten, ohne sagen zu können, wer auf welchem Weg davon erfahren hatte.

---

23 Dieser Begriff bezeichnet eine Verhaltensrichtlinie, die in den USA 1993 für den Umgang mit Homosexuellen im Militär erlassen wurde. Bis dahin war Homosexualität ein Grund, aus der Armee entlassen zu werden. Die Richtlinie sah vor, dass Vorgesetzte keine Untersuchungen über die sexuelle Orientierung ihrer Untergebenen anstellen sollten, diese aber Stillschweigen darüber bewahren mussten. Erst seit 2010 sind Schwule und Lesben im US-Militär offiziell auch mit offen gelebter Homosexualität akzeptiert.

Präsentation der Partnerin bei einer Betriebsfeier

Eine häufig genutzte Form, sich ohne direktes Ansprechen der Lebensweise im beruflichen Umfeld zu outen, ist, die Partnerin bei einem Fest vorzustellen, zum Beispiel bei einer Betriebsfeier oder einem privaten Fest im KollegInnenkreis. Diese Möglichkeit haben allerdings Lesben ohne Partnerin nicht. Zudem muss die Lebensgefährtin ebenfalls offen und bereit sein, sich einer solchen Situation auszusetzen.

Wenn die Liebste im Rahmen einer Feier mit beruflichem Bezug eingeführt wird, können die KollegInnen selbst entscheiden, wie viel sie von der lesbischen Lebensweise zur Kenntnis nehmen möchten und ob sie etwas dazu sagen wollen. Ein weiterer Vorteil: Frau kann beobachten und einschätzen, welche Reaktionen die Partnerin bzw. die damit offenkundige lesbische Lebensweise hervorrufen. Wenn keinerlei Reaktionen aus dem beruflichen Umfeld kommen, wird dies oft zunächst mit Erleichterung aufgenommen, gleichwohl bleibt die Unsicherheit bestehen, was die KollegInnen tatsächlich denken.

Auf eine gute Gelegenheit wie eine Feier zu warten, ist eine Option, eine andere ist, diese selbst zu schaffen. Ursula beispielsweise nahm ihre neue Position als Leitende Ärztin eines Brustzentrums zum Anlass, ihre KollegInnen zu einem privaten Fest zu sich nach Hause einzuladen. Sie präsentierte sich dabei mit ihrer Partnerin und machte die Erfahrung, dass sie die KollegInnen mit dieser offensiven Geste und der herzlichen Einladung, einen Blick in ihren Privatbereich zu werfen, für sich und ihre Partnerin einnehmen konnte.

Trotz dieser großen Offenheit scheint sie aber die Haltung „don't ask, don't tell" verinnerlicht zu haben. Sie erzählte, wie sie oft ein bisschen erschrickt, wenn Menschen aus ihrem beruflichen Umfeld sich explizit auf ihre Lebensweise beziehen. Zum Beispiel wenn die Sekretärin ihr mitteilt, ihre Partnerin habe angerufen. Solche Wahrnehmungen zeigen, wie wenig selbstverständlich Selbstverständliches ist.

Unterstützung durch KollegInnen beim Outen

Barbara, die ebenfalls lange über die geeignete Form nachdachte, sich ihren Praxismitarbeiterinnen gegenüber zu outen, wünscht sich, von ihren Mitmenschen aktiv auf ihre Lebensweise angesprochen zu werden. Sie bedauert, dass ihre Mitarbeiterinnen in der Praxis sie nicht von sich aus nach ihrer Lebensweise fragten, obwohl sie lange, bevor sie sich selbst outete, davon wussten. Sie hätten Barbara dadurch die Offenheit erleichtert.

Wie positiv sie solches Verhalten von KollegInnen erlebte, erzählte uns eine Ärztin im Rahmen einer Gruppendiskussion. Karen ist Anästhesistin, zu ihrer Arbeit gehören regelmäßige Notfalleinsätze zusammen mit Rettungssanitätern. In diesen nächtlichen Einsätzen und gemeinsam durchgestandenen Grenzsituationen entsteht eine besondere Verbundenheit. Auf der Rückfahrt nach einem solchen Einsatz fragte unvermittelt einer der Kollegen, wie es denn ihrer Partnerin so gehe. Sie selbst hatte mit den Sanitätern nie über ihre Lebensweise gesprochen, aber „der Kliniktratsch hatte es rumgebracht". Zuerst war sie erschrocken und überrascht, bemühte sich aber, sich das nicht anmerken zu lassen. Die Frage empfand sie aber als freundliches Signal, dass die Kollegen von ihrer Lebensweise wussten, sie damit akzeptierten und zur Offenheit ermutigen wollten.

Auch später erlebte sie noch einmal, wie ein Praxispartner ihr die unangenehme Situation des Outens abnahm: Bei Vertragsverhandlungen mit der Leitung eines medizinischen Versorgungszentrums übernahm er es, den Anwesenden mitzuteilen, dass Karen eine Partnerin hat, die in der Praxis angestellt ist. Sie machte dabei die Erfahrung, dass der Kollege durch seine lockere Art des Mitteilens den selbstverständlichen Umgang mit ihrer Lebensweise förderte.

Unangenehme Fragen – ausweichen und taktieren

In einem unsicheren Umfeld können Fragen nach dem Privatleben wie dem Partner und der Familie auch schwierig sein.

Von einer solchen Situation erzählte Carola im Interview: Als sie eine neue Stelle in der Kinder- und Jungendpsychiatrie einer Klinik antrat,

160

sollte sie in den ersten Tagen in einer Runde von KollegInnen viele Fragen auch zu ihrer privaten Situation beantworten. Das Gespräch sollte das gegenseitige Kennenlernen fördern, Carola wollte sich jedoch nicht outen, noch bevor sie die KollegInnen und die Atmosphäre in der Klinik überhaupt einschätzen konnte. Daher versuchte sie, ausweichend zu antworten. Die KollegInnen bemerkten das schließlich und fragten nicht weiter nach.

Auch Sabine, die in der Pharmaindustrie ärztlich tätig ist, muss im beruflichen Alltag häufig auf Fragen zu ihrem Privatleben reagieren. Zu ihrer Arbeit gehören informelle Kontakte zu KundInnen und KollegInnen und somit auch viel Small Talk. Gespräche über Familie und anderes Privates sind dabei zentrale Themen, und Sabine muss ständig überlegen, wie sie auf die Fragen dazu reagieren soll. Wenn möglich, versucht sie ausweichend zu antworten. Oft fühlt sie sich unwohl, sich in diesen Gesprächen zu outen. Selbst in einem vergleichsweise toleranten oder gar akzeptierenden Umfeld ist es immer noch nicht selbstverständlich, lesbisch zu leben, und sie hat das Gefühl, sich dadurch zu exponieren. Gleichzeitig möchte sie auf keinen Fall von ihrer Partnerin als einem „Er" sprechen.

Unangenehm erlebt Sabine auch die klassische und enge Wahrnehmung der lesbischen Lebensweise als vorwiegend sexuell. Anders als bei heterosexuellen Menschen, bei denen das Erwähnen des Partners als Aussage über deren soziale Bezüge verstanden wird, wird die gleiche Information bei Lesben (und Schwulen) oft als Aussage zu deren Sexualität gehört. Das hat manchmal peinliches Schweigen oder das Abwenden der GesprächspartnerIn zur Folge. Das Gegenüber kann sich aber auch eingeladen fühlen, intime oder voyeuristische Fragen zum Sexualleben zu stellen, wie Sabine in ihrem biografischen Bericht erzählt.

Erfahrungen mit Offenheit als lesbische Ärztin

Die Teilnehmerinnen der Diskussionen und Interviews berichteten über sehr unterschiedliche positive und negative Reaktionen auf ihre Lebensweise. Über positive Erlebnisse zeigten sie sich oft überrascht und erleichtert, da sie andere Erwartungen hatten. Erfahrungen von Diskrimierung waren manchmal verunsichernd, oft kränkend oder demütigend, in einzelnen Fällen auch existenzbedrohend.

Unterschiedliche Wahrnehmung von Diskriminierung

Es ist auffallend, wie unterschiedlich die Berichte der einzelnen Ärztinnen im Hinblick auf Diskriminierungserfahrungen ausfielen, was sich nicht allein dadurch erklären lässt, dass sie in unterschiedlichen Bereichen arbeiten oder dass im Laufe der Zeit die Akzeptanz der lesbischen Lebensweise zugenommen hätte. Es ist eher naheliegend, dass Diskriminierungen – als solche und in ihren Abstufungen – auch unterschiedlich wahrgenommen werden.

Möglicherweise spielt hierbei verinnerlichte Homophobie bzw. Homonegativität eine Rolle, also negative Vorannahmen und Stereotype, die Lesben (und Schwulen) als Folge der eigenen homophoben und heteronormativen Sozialisierung mehr oder weniger bewusst in sich tragen. Sie kann abwertende Äußerungen über Lesben oder diskriminierendes Verhalten als „normal" erscheinen lassen.

Zum Beispiel berichtete nur eine einzige Ärztin von zahlreichen homophoben Lehrinhalten während des Studiums, mit denen sie sich auseinandersetzen musste. Dazu gehörten pathologisierende Äußerungen über Homosexualität oder heteronormative Grundannahmen, die andere als heterosexuelle Lebensweisen ausschlossen. Es ist davon auszugehen, dass alle Ärztinnen im Studium und Berufsleben mit solchen Äußerungen konfrontiert wurden, die ihnen aber nicht in Erinnerung geblieben sind.

Außerdem erfolgt Diskriminierung häufig subtil, und in vielen Situationen ist nicht klar, ob zum Beispiel distanziertes Verhalten von KollegInnen oder Benachteiligungen durch Vorgesetzte tatsächlich Reaktionen auf die lesbische Lebensweise sind. Auch hier liegt es nahe, zum Selbstschutz keinen Zusammenhang herzustellen statt sich die Diskriminierung bewusst zu machen – zumal in solchen nicht eindeutigen Situationen die Tendenz besteht, selbst an der eigenen Wahrnehmung zu zweifeln oder sie von außen infrage gestellt zu erleben.

Die hierarchisch hohe Position und das Rollenverständnis von Ärztinnen können ebenfalls zu unterschiedlichen Wahrnehmungen von diskriminierendem Verhalten beitragen. Zum Selbstbild von Ärztinnen gehören Stärke und Souveränität. Sich als Opfer von Diskriminierung zu erleben, verträgt sich nur schlecht mit diesem Bild, und es ist möglich, dass diskriminierende Erfahrungen deshalb ausgeblendet werden.

Tatsächlich erklärten in den Interviews und Diskussionen einige Ärztinnen, noch nie negative Reaktionen oder Diskriminierungen erlebt zu haben. Im Laufe der Gespräche erzählten sie aber doch über diskriminierende Erlebnisse, zum Teil ohne diese so zu benennen.

Möglicherweise kann die hohe Position in der Klinikhierarchie auch davor schützen, direkt mit diskriminierenden Äußerungen konfrontiert zu werden. Ärztinnen mit guten Kontakten zum Pflegepersonal wissen, dass Pflegende häufiger Abwertung und Benachteiligung erleben. Carola, die im Studium in der Krankenpflege jobbte, hat selbst die Erfahrung gemacht, als Pflegende deutlich mehr mit Diskriminierung konfrontiert worden zu sein als später in ihrer Position als Ärztin.

Vorsichtig agieren, um Diskriminierung zu vermeiden

Einige Beispiele zeigen auch, dass Ärztinnen sich in bestimmten, als unsicher eingeschätzten Situationen vorsichtig verhalten, um sich einer erwarteten oder befürchteten Diskriminierung nicht auszusetzen. Durch solche Selbstdisziplinierungen werden potenzielle Ablehnung und Diskriminierung sowie die Homophobie des Umfelds verschleiert.

Ursula, die als Leitende Ärztin eines Brustzentrums und im Vorstand einer konservativen Fachgesellschaft mit ihrer Lebensweise sehr offen umgeht, sagte im Interview, dass sie sich scheut, Themen der Lesbengesundheit in der Fachgesellschaft öffentlich anzusprechen. Ohne konkrete Erfahrungen damit gemacht zu haben, erwartet sie, die Toleranz der KollegInnen zu überfordern und auf Abwehr zu treffen. Dass diese Erwartung nicht abwegig ist, werden die Erfahrungen anderer Ärztinnen zeigen, die im letzten Kapitel dargestellt sind.

Auch Julia vermied es, sich zu outen, nachdem sich ihr Chef im Bewerbungsgespräch negativ über Frauen geäußert hatte, die nicht seinem traditionellen Frauenbild entsprachen.

Allgemeine homophobe Äußerungen

Viele homophobe und heterosexistische Erlebnisse beziehen sich nicht direkt auf die eigene Person. Oft äußern KollegInnen oder Mitstudierende allgemeine negative Meinungen über Lesben (und Schwule sowie Trans-Personen) oder Ärztinnen werden Zeuginnen von diskriminierenden Bemerkungen über lesbische Patientinnen. Solche Situationen sind insofern belastend, als sie deutlich machen, dass das Umfeld keineswegs sicher ist und jederzeit mit negativen Reaktionen auf die eigene Person gerechnet werden muss. Zum Beispiel erzählte Carola von ihrem Schock, als sie gleich in den ersten Tagen des Studiums in der Toilette den Spruch „Lesben und Schwule sollen verrecken" an der Wand las. Ihr wurde dabei klar, dass es auch an der ihr so offen und tolerant erscheinenden Universität Intoleranz bis hin zu Hass gab.

Eine andere Ärztin, Jo, erlebte in der ersten Vorlesung, wie ein Kommilitone darauf bestand, Homosexualität sei eine psychische Krankheit. Die Botschaft für sie war klar: Mit Ausgrenzung und Diskriminierung ist zu rechnen. Tatsächlich musste sie sich in den nächsten Semestern in den Vorlesungen und Seminaren viele heterozentristische bis offen heterosexistische und homophobe Lehrinhalte anhören. Diese Äußerungen ließ sie nicht unwidersprochen, es war jedoch für sie eine große Belastung, sich als einzige immer wieder zu Wort zu melden und etwas dagegen zu sagen. Sie und auch Carola berichteten, dass die Auseinandersetzung mit den Strukturen im Medizinbetrieb, die sie als patriarchal, hierarchisch, homophob und heterozentristisch analysieren, sehr kräftezehrend war. Dies führte dazu, dass sie ihr Studium und die Berufstätigkeit immer wieder unterbrechen mussten und sich sogar gezwungen sahen, über berufliche Alternativen nachzudenken.

Auch Julia wurde bei ihrer Arbeit in verschiedenen Kliniken mehrfach Zeugin von abwertenden Äußerungen über Lesben. Zum Beispiel erlebte sie, dass in einem Gespräch mit KollegInnen eine Stationsleitung als „blöde Lesbe" bezeichnet wurde, was Julia darin bestärkte, sich selbst nicht zu outen, obwohl sie sich sehr wünscht, im beruflichen Umfeld offener sein zu können.

Subtile Ausgrenzung

Viele Erfahrungen mit Diskriminierung sind subtil, und es kann schwierig sein, das Erlebte einzuschätzen und zu bewerten. So erlebte Sabine an ihrer ersten Stelle in einer Pharmafirma, wie sie nach ihrem Coming-out von ihrem Chef und den KollegInnen isoliert wurde. Plötzlich fanden Teambesprechungen ohne sie statt, bestimmte Informationen erreichten sie nicht mehr. Sie war sich aber nicht sicher, ob diese Erlebnisse tatsächlich Reaktionen der KollegInnen auf ihre Lebensweise waren. Das verunsicherte sie zusätzlich.

Auch Julia war als Assistenzärztin in der Inneren Medizin unsicher, ob das Verhalten einer Oberärztin, die sie ständig und in Gegenwart anderer MitarbeiterInnen unsachlich und scharf kritisierte, mit ihrer lesbischen Lebensweise zu tun hatte. Ihr war damals nicht klar, ob die Oberärztin davon wusste, außerdem zeigte sie ähnliches Verhalten auch gegenüber anderen AssistenzärztInnen. Trotzdem vermutet Julia einen Zusammenhang.

Eine niedergelassene Ärztin, Astrid, berichtete uns in der Gruppendiskussion von einer ähnlich verunsichernden Situation. Sie traf zufällig im Urlaub einen Kollegen aus einer anderen Praxis. Beide waren sie in Begleitung ihrer Ehefrau unterwegs. Der Kollege begrüßte sie freundlich und offen und stellte dabei seine Frau vor. Daraufhin entschloss sich Astrid, ihm ebenfalls ihre Frau vorzustellen. Der Kollege murmelte daraufhin ein paar unverständliche Laute, wandte sich ab und ließ sie mit ihrer Partnerin stehen. Astrid war sehr verunsichert, ärgerte sich aber auch darüber, dass die Situation ihr keine Möglichkeit gelassen hatte, auf eine konkret abwertende Äußerung zu reagieren, sondern dass sie mit diesem nonverbalen Ausdruck von Ablehnung zurechtkommen musste.

Unterstellung von sexuellen Interessen

Besonders verunsichernd und demütigend sind Situationen, in denen Lesben unterstellt wird, den Kontakt mit Patientinnen zu sexualisieren. Diese Erfahrung machten die Lesben, mit denen wir gesprochen haben, ausschließlich mit männlichen Kollegen.

Carola berichtete, dass ihr während eines Pflegepraktikums von Kollegen sexuelles Interesse bei der Pflege von Frauen im Intimbereich unterstellt wurde und ihr diese Tätigkeiten untersagt wurden. Sie nahm die Vorwürfe als gezielte und aggressive Diskriminierung wahr, um sie zu demütigen.

Einer offen lebenden Medizinstudentin, Silke, unterstellte der Oberarzt, sie mache das Praktikum in der Gynäkologie nur, um zu sehen, wie Frauen „untenrum" aussehen. So absurd diese Unterstellung war, führte sie doch zu einer großen Verunsicherung. Es entstand jedes Mal eine angespannte Atmosphäre, wenn Silke eine gynäkologische Untersuchung unter Anleitung des Oberarztes durchführen sollte, und sie vermied daraufhin solche Situationen. Diese Erfahrung trug auch dazu bei, dass sie sich gegen eine Weiterbildung in der Gynäkologie entschied.

Auch auf andere Weise werden Sexualisierungen in Behandlungssituationen sexistisch gegen lesbische wie heterosexuelle Studentinnen oder Ärztinnen eingesetzt: Sie werden dazu aufgefordert, die Situation sexualisiert zu besetzen oder es werden ihnen diesbezügliche Motive zugeschrieben. Eine Ärztin assistierte beispielsweise während eines Praktikums bei einer Brustoperation. Der Oberarzt, der von ihrer Lebensweise nichts wusste, forderte sie auf, die große Brust der Patientin festzuhalten mit den Worten: „Greifen Sie zu, die Gelegenheit haben Sie ja sonst nicht."

Verlust des Arbeitsplatzes

Einzelne Ärztinnen berichteten über diskriminierende Erlebnisse, die sie in ihrer Existenz bedrohten, wie Anne, die im ÄIP Ende der 1980er Jahre in der gynäkologischen Abteilung einer Kleinstadtklinik zunächst sehr offen war. Trotzdem nahm der Chef anscheinend ihre lesbische Lebensweise nicht wahr oder realisierte sie nicht. Erst als er von seinem Oberarzt darauf gestoßen wurde, nahm er die Zusage für eine Weiterbeschäftigung nach dem ÄIP zurück. Auch ein weiteres Stellenangebot in einer anderen Abteilung der Klinik wurde zurückgezogen. Diese Diskriminierung hatte für Anne schwerwiegende finanzielle Folgen, da sie danach zehn Monate arbeitslos war.

Gegensätzliche Erfahrungen in ländlichen Regionen

Meike, eine Landärztin, erzählte uns in der Gruppendiskussion ebenfalls von einer existenziell bedrohlichen Erfahrung. Sie ließ sich in einem Dorf als Hausärztin nieder, lebte aber zunächst weiter in der nahe gelegenen Großstadt, in der sie auch studiert hatte. Nach einiger Zeit plante sie, in die Nähe der Praxis zu ziehen und mit ihrer Partnerin im Nachbardorf ein Haus zu kaufen. Durch ihr Interesse am Hauserwerb wurde ihre Lebensweise in diesem Ort bekannt. Die Folge: Sie wurde von den DorfbewohnerInnen gemieden, niemand sprach mehr mit ihr. Aber nicht nur das, kein Dorfbewohner begab sich mehr zu ihr in Behandlung, was sie psychisch sehr belastete und zudem zu einer Gefahr für ihre Praxis werden konnte. Meike befürchtete, auch PatientInnen aus anderen Dörfern könnten fernbleiben, wenn sie von ihrer Lebensweise erführen. Daher entschied sie sich, das Haus nicht zu kaufen. Sie lebt mit ihrer Partnerin weiter in der Großstadt und hat eine kleine Wohnung in Praxisnähe, wo sie unter der Woche wohnt. Die Mitarbeiterinnen der Praxis wissen von ihrer Lebensweise, gegenüber PatientInnen verschweigt sie sie nach dieser Erfahrung aber konsequent.

Katrin, ebenfalls Ärztin auf dem Land, machte ganz andere Erfahrungen. Sie wohnt zusammen mit ihrer Partnerin in einer Lesben-Wohngemeinschaft im Nachbardorf, fühlt sich dort von den DorfbewohnerInnen akzeptiert und hat keinerlei negative Reaktionen erlebt. Vorbehalte sind wohl, so Katrin, durch persönliche Kontakte abgebaut worden: Bei Gesprächen über den Gartenzaun konnten die NachbarInnen feststellen, dass auch Lesben nett sind und man mit ihnen über Alltägliches reden kann. Trotzdem geht sie davon aus, dass im Dorf über sie geredet wird. Sie hat einmal erlebt und ist darüber sehr erschrocken, wie übel man über einen anderen Dorfbewohner lästerte, der eine Affäre mit einer sehr viel jüngeren Frau hatte. Es ist ihr aber nie zu Ohren gekommen, dass über sie auf solche Art gesprochen wurde.

In der Praxis hat sie ebenfalls keine negativen Reaktionen erlebt. Den MitarbeiterInnen gegenüber ist Katrin völlig offen. Im Kontakt mit PatientInnen verschweigt sie zwar ihre Lebensweise, auch wenn diese Fragen zu ihrem Privatleben stellen, denkt aber, dass viele PatientInnen davon wissen. Sie geht nicht davon aus, dass PatientInnen deswegen der Praxis fernbleiben. Da die Praxis sehr gut läuft, macht sie sich darüber aber auch keine Gedanken.

Persönliche Informationen bei Internetauftritten von Kliniken und Praxen

Ein relativ neues Konfliktfeld sind die Internetauftritte von Praxen und Kliniken. Einige Einrichtungen stellen ihre MitarbeiterInnen dort nicht nur mit beruflichen Qualifikationen, sondern auch mit Informationen über den Familienstand und etwaige Kinder vor. Lesbisch lebende Mitarbeiterinnen solcher Einrichtungen müssen überlegen, welche persönlichen Informationen über sie veröffentlicht werden sollen bzw. sie müssen sich darüber mit den KollegInnen oder ChefInnen auseinandersetzen.

Eine Ärztin machte die Erfahrung, dass ihr neuer Chef auf der Homepage der Praxis bei allen MitarbeiterInnen Angaben zur Familiensituation und Kindern einstellte. Bei ihr wollte er die Angaben zu ihrer Partnerin jedoch weglassen. Sie wehrte sich und forderte die gleiche Darstellungsweise für alle. Ihr Vorgesetzter schreckte offenbar davor zurück, eine Mitarbeiterin öffentlich als lesbisch vorzustellen. Den Vorwurf der Ungleichbehandlung wollte er jedoch auch nicht auf sich sitzen lassen und zog es vor, die persönlichen Informationen bei allen KollegInnen zu entfernen.

Lesbische Partnerinnenschaft im beruflichen Umfeld

Eine besondere Situation entsteht, wenn Lesben sich am Arbeitsplatz in eine Mitarbeiterin verlieben und eine Beziehung eingehen. Offen gelebt

wird ihre Lebensweise in besonderem Maße für alle sichtbar, da die MitarbeiterInnen regelmäßigen Kontakt mit dem Paar haben und deren In-
teraktion direkt miterleben.

Carola und Christa haben damit gute Erfahrungen gemacht. Beide
haben eine Partnerin, mit der sie zusammenarbeiten. Ihre Beziehung
wird bzw. wurde von den KollegInnen positiv aufgenommen oder akzeptiert. Carola, Oberärztin in der Kinder- und Jugendpsychiatrie, schätzt
das aktive und persönliche Interesse der MitarbeiterInnen, die nachfragen, wohin es in den Urlaub geht oder was sie mit ihrer Partnerin am
Wochenende unternommen hat. Christa berichtet sogar davon, dass sie
Ähnliches in dem sehr konservativen Umfeld einer kirchlichen Klinik in
der ehemaligen DDR erlebte. Sie war damals eine Beziehung mit Barbara,
einer Krankenschwester, eingegangen. Zwar sprachen die KollegInnen
nicht offen darüber, aber der Verwaltungschef ließ schon mal Grüße an
„die bessere Hälfte" ausrichten. Und es wurde stillschweigend toleriert,
dass Christa im Bereitschaftsdienst angab, sie sei in Barbaras Zimmer
erreichbar, wo sie die Nacht verbrachte.

Möglicherweise ist es für die Akzeptanz der KollegInnen förderlich,
wenn sie beide Partnerinnen bereits kennen und schätzen. Allerdings hatten sich Christa und Barbara entschieden, alles zu vermeiden, was als
Provokation verstanden werden könnte; so nahmen sie sich zum Beispiel
nicht im Beisein anderer in den Arm.

Positive Reaktionen auf die Verpartnerung

Mehrere Frauen berichteten, dass die Verpartnerung für sie ein Ereignis
war, bei dem sie unerwartet viel Akzeptanz und sogar Herzlichkeit in
ihren beruflichen Kontexten erfahren haben. Dies hat sie in ihrer Lebensweise und dem offenen Umgang mit ihr bestärkt.

Eine Ärztin lud zum Beispiel ihre MitarbeiterInnen zur Hochzeit ein,
was sehr zum guten Klima am Arbeitsplatz beitrug. Gabriele, die Gynäkologin aus Bremen, hatte zwar ihre KollegInnen nicht zur Hochzeitsfei-
er eingeladen, bekam aber ein „riesiges" Geschenk von der ganzen Abteilung, für sie ein Zeichen großer Wertschätzung für ihre Lebensweise.

Auch Christa erlebte positive Reaktionen auf ihre Verpartnerung. Aus Angst vor negativen Konsequenzen für die Praxis, wenn durch die Verpartnerung ihre Lebensweise im Ort bekannt würde, wagte sie diesen Schritt erst, nachdem sie die Praxis abgegeben hatte. Daher war sie besonders überrascht über die vielen Glückwünsche und herzlichen Reaktionen – gerade auch von ehemaligen Patientinnen.

Formen des Umgangs mit Diskriminierung

Über direkte und aktive Gegenwehr gegen diskriminierendes Verhalten in beruflichen Kontexten wurde in den Interviews und Diskussionen nur wenig berichtet.

In den 1980er Jahren, als Anne wegen ihrer Lebensweise ihren Job verlor, gab es noch kein Gleichbehandlungsgesetz und keine Antidiskriminierungsstelle. Aber selbst wenn es keine Möglichkeit gab, sich juristisch zu wehren, erlebte Anne, dass die Absage ihres Chefs, sie nach dem ÄIP weiter zu beschäftigen, ihren Willen stärkte, sich davon nicht behindern zu lassen. Nachdem sie sich in ihrem ersten Beruf als Lehrerin mit ihrer Lebensweise stets akzeptiert gefühlt hatte, empfand sie die Absage und die Rücknahme einer weiteren Stellenzusage zwar als Botschaft, dass sie als Lesbe in der Medizin unerwünscht war. Diese Erfahrung stärkte jedoch ihren Entschluss, als Ärztin arbeiten zu wollen.

Auch Sabine berichtete von einer diskriminierenden Erfahrung, aus der sie Kraft schöpfen konnte: Der Psychotherapeut, mit dem sie zum ersten Mal über ihren Wunsch nach einer Frauenbeziehung sprach, wollte ihr einreden, sie sei nicht lesbisch und dieser Wunsch sei Ausdruck ihrer psychischen Probleme. Ihr wurde dadurch aber klar, wie groß ihre Sehnsucht nach einer Frauenbeziehung war, und sie wurde in ihrem Entschluss bestärkt, das Coming-out zu wagen.

(Mangelnde) Gegenseitige Unterstützung

Sehr wichtig ist für viele Frauen der Austausch mit anderen Lesben über diskriminierende Erfahrungen. In diesen Gesprächen bekommen sie

Rückmeldungen, die besonders in nicht eindeutigen Situationen ihre Wahrnehmung bestätigen, und sie können gemeinsam über mögliche Strategien der Gegenwehr nachdenken. Ein Forum für solche kollegialen Gespräche mit anderen lesbischen Ärztinnen sind die Treffen des Netzwerks *Charlotte e.V.* Viele Ärztinnen fühlen sich durch sie gestärkt und berichten, dass sie danach in ihrem beruflichen Umfeld mit mehr Mut offen und selbstbewusst auftreten.

Die unterschiedliche Wahrnehmung von Diskriminierung führt allerdings manchmal auch dazu, dass lesbische Frauen eine Situation unterschiedlich einschätzen. Das kann genauso wie der unterschiedliche Umgang mit Heterosexismus und Homophobie zu Konflikten führen.

Zum Beispiel bekam eine Ärztin, Marina, von lesbischen Kolleginnen vorgeworfen, sie brauche sich über negative Reaktionen nicht zu wundern, da sie durch ihr offenes Auftreten und das Ansprechen von Heterosexismus und Homophobie ihr berufliches Umfeld provoziere. Dem Opfer der Diskriminierung wird so die Schuld für das diskriminierende Verhalten des Umfelds zugeschrieben. Diejenige, die die Diskriminierung anspricht, wird zum Problem erklärt, die TäterInnen werden entschuldigt. Oft fühlt sich Marina von lesbischen Kolleginnen deshalb alleingelassen, wenn sie diskriminierende Situationen erlebt und anspricht, und würde sich mehr Unterstützung und Solidarität wünschen.

Gründe für Ignoranz und mangelnde Solidarität sind vielfältig und wären noch eingehend zu untersuchen. Möglicherweise kann – je nach Persönlichkeit und politischen Ansprüchen oder Selbstverständnis – das Ignorieren oder Verleugnen von heterosexistischem und homophobem Verhalten im Berufskontext Konflikte vermeiden helfen und vielleicht so auch Stress reduzieren. Es erfordert jedenfalls besonderen Mut, KollegInnen, zu denen ansonsten ein gutes Verhältnis besteht, auf ihr diskriminierendes Verhalten hinzuweisen, da sehr häufig mit abwehrenden Reaktionen zu rechnen ist.

Für die Lesben, die das wagen, ist es dann besonders belastend, wenn sie von lesbischen Kolleginnen dabei nicht unterstützt oder gar deswegen angegriffen werden.

Lesbische Ärztinnen und ihre PatientInnen

Neben dem Umgang mit der Lebensweise im kollegialen Umfeld ist der Kontakt mit PatientInnen für lesbische Ärztinnen ein zentrales Thema, das sie durch den Berufsalltag begleitet. Die Arzt-Patienten-Beziehung ist von einem Machtgefälle geprägt, PatientInnen müssen sich zudem in gewissem Maße ihren ÄrztInnen anvertrauen. Ihre Bedürfnisse stehen deshalb im Mittelpunkt, und es gilt als professionelles ärztliches Verhalten, gegenüber PatientInnen nicht über das eigene Privatleben zu sprechen. Der Kontakt ist geprägt von ärztlicher Fürsorge und dem Bestreben, eine vertrauensvolle Beziehung aufzubauen und aufrechtzuerhalten.

Offenheit versus professionelle Distanz

In den Interviews und den Gruppendiskussionen zeigte sich: Gegenüber PatientInnen sind Ärztinnen deutlich weniger offen als gegenüber ihren MitarbeiterInnen. Dies wird zunächst mit professionellem Verhalten begründet.

Viele PatientInnen wünschen sich jedoch persönliche Informationen über ihre Ärztin oder ihren Arzt und stellen nicht selten Fragen, etwa nach dem Ehemann, der Familie oder den Kindern. Meist weichen lesbische Ärztinnen solchen Fragen aus oder beantworten sie nur teilweise. Auf die Frage nach eigenen Kindern reagieren sie nur mit „Nein"; wenn sie verpartnert sind, beantworten sie die Frage, ob sie verheiratet sind, mit einem knappen „Ja". Oft widersprechen sie nicht, wenn ihnen Heterosexualität unterstellt wird.

In den Gruppendiskussionen wurde deutlich, dass die benannte professionelle Distanz nicht der einzige Grund dafür ist, Informationen über die eigene Lebensweise zurückzuhalten. Beispielsweise sind lesbische Ärztinnen durchaus gesprächiger, wenn es um „neutrale" Themen wie Hobbys oder Haustiere geht. Viele erleben außerdem, dass ihre heterosexuellen KollegInnen bei Fragen zur Familie Informationen preisgeben. Gerade bei PatientInnen, die sie schon lange kennen, haben lesbische Ärztinnen ebenso den Wunsch, sich auch mit ihrer Lebensweise offen zu zeigen. Sie fühlen sich auch nicht gut damit, unterstellte Heterosexualität unkommentiert zu lassen, zum Beispiel wenn PatientInnen vom imaginierten Ehemann der Ärztin sprechen.

Wenn lesbische Medizinerinnen erwägen, gegenüber PatientInnen offen zu sein, bedenken sie nicht nur negative Konsequenzen für sich selbst, sondern auch für ihr Gegenüber. Sie befürchten, dass PatientInnen durch das Outen verunsichert und ihr Vertrauen beeinträchtigt werden könnte, wenn sie lesbische Lebensweisen nicht akzeptieren oder zumindest tolerieren. Die Bedenken sind besonders begründet, wenn im sozialen oder religiösen Umfeld einer Patientin oder eines Patienten homophobe Einstellungen verbreitet sind. Die meisten lesbischen Ärztinnen entscheiden sich dann, ihre Lebensweise zu verstecken, um das Vertrauensverhältnis zu schützen und den PatientInnen zu ermöglichen, sich mit ihren gesundheitlichen Problemen und Sorgen bei ihnen gut aufgehoben zu fühlen.

Viele Ärztinnen berichteten auch, dass sie ihrer spontanen Intuition folgen, wenn sie in einer Situation entscheiden, sich zu outen. Einfluss darauf haben verschiedene Faktoren, zum Beispiel wie lange sie die Patientin oder den Patienten kennen. Oder ob sie sich ihnen besonders nahe fühlen, weil die Krankheit eine besonders intensive Betreuung erfordert oder weil sie Ähnlichkeiten zwischen sich und der Patientin wahrnehmen. Auch bei Fragen von PatientInnen zum Privatleben können sie unterschiedliche Signale wahrnehmen. Sie können heraushören, ob eine Patientin oder ein Patient tatsächlich erfahren möchte, wie die Ärztin lebt, oder ob sie bzw. er vielmehr etwas Verbindendes zwischen sich und der Ärztin sucht und gerade nicht mit dem Offenlegen der lesbischen Lebensweise rechnet.

Das sensible Erspüren der Situation führt möglicherweise dazu, dass lesbische Ärztinnen oft gute Erfahrungen damit machen, wenn sie sich outen. Der Kontakt zu den PatientInnen verbessert sich und auch sie selbst fühlen sich wohler, wenn sie mit diesem Teil ihrer Persönlichkeit sichtbar sind. Manchmal sind die Erfahrungen aber auch heikel, zum Beispiel wenn von der anderen Seite keinerlei Reaktion kommt und Unsicherheit zurückbleibt.

In einigen Situationen beschreiben Ärztinnen ein klares Gefühl, sich besser nicht zu outen, da sie negative Reaktionen erwarten. Das ist besonders bei älteren (heterosexuellen) Männern der Fall. Aber auch, wenn der kulturelle bzw. religiöse Hintergrund Intoleranz befürchten lässt, verstecken lesbische Ärztinnen in der Regel ihre Lebensweise.[24]

Nähe und Intimität bei körperlichen Untersuchungen

Zur ärztlichen Tätigkeit gehören körperliche Untersuchungen, bei denen sich die Patientin oder der Patient zumindest teilweise entkleidet, regelmäßig werden auch intime Körperregionen wie Brüste und der Genitalbereich untersucht. ÄrztInnen müssen einen angemessenen Umgang mit der dabei entstehenden Nähe und Intimität finden, und einige führen solche Untersuchungen im Beisein einer weiteren Person durch, um die Situation zu neutralisieren.

Die Sorge vor zu großer Nähe und Intimität bei solchen Untersuchungen wurde des Öfteren in den Gruppendiskussionen und Interviews angesprochen. Die Möglichkeit, Begleitpersonen hinzuzuziehen, wird unterschiedlich gehandhabt. Nicht wenige empfinden sie grundsätzlich als unnötig. Andere untersuchen immer in Gegenwart einer Begleitperson, wiederum andere machen die Entscheidung abhängig vom Alter oder Geschlecht der Patientin bzw. des Patienten oder davon, wie intim die zu untersuchenden Körperregionen sind. Bei manchen Ärztinnen spielt dabei eine Rolle, ob sie die Situation für sich selbst oder die Patientin als zu nah und intim empfinden und durch eine zweite anwesende Person mehr Distanz schaffen wollen. Andere möchten sich davor schützen, dass PatientInnen diese Situation umdeuten und ihnen sexuelles Interesse unterstellen könnten. Nicht immer ermöglichen es außerdem

---

24 Religiös begründete Intoleranz gegenüber Lesben und Schwulen wird in Deutschland in erster Linie dem Islam zugeordnet. Die Ablehnung von Homosexualität bei einigen christlichen Gruppierungen wie Evangelikalen und konservativen Katholiken wird hingegen sehr viel weniger wahrgenommen. Durch Medienberichte wurden Hass und Gewalt gegenüber Lesben und Schwulen, die von solchen Gruppierungen ausgehen, in osteuropäischen Ländern bekannt, sie existieren aber auch in Deutschland. Es ist nicht ausgeschlossen, dass bei der Entscheidung von Ärztinnen, sich mit ihrer Lebensweise offen zu zeigen oder eben nicht, stereotype Erwartungen gegenüber Muslimen oder MigrantInnen aus bestimmten Herkunftsländern in Bezug auf Intoleranz eine Rolle spielen.

die Arbeitsabläufe in Kliniken oder Praxen, eine Begleitperson zu einer Untersuchung zu bitten.

Bei diesen Überlegungen spielt auch die lesbische Lebensweise eine Rolle. Zum Beispiel denken einige Ärztinnen darüber nach, ob sich PatientInnen bei einer Untersuchung anders fühlen, wenn sie von der Lebensweise der Ärztin wissen. Besonders in der Gynäkologie befürchten sie, dass die Untersuchung für die Patientin unangenehmer sein könnte, wenn sie wüsste, dass sie es mit einer lesbischen Ärztin zu tun hat. Deswegen vermeiden sie es, sich gegenüber Patientinnen zu outen.

Nur Sina stellte in diesem Zusammenhang fest, dass das Problem von Intimität und Nähe doch auch für die Mehrzahl der (heterosexuell-männlichen) Gynäkologen besteht, aber von diesen und ihren Patientinnen selten thematisiert wird.

Lesbische Patientinnen

Viele der lesbischen Ärztinnen beschäftigen sich mit der Frage, ob und wie sie lesbische Patientinnen erkennen können. Oft achten sie auf bestimmte Signale, an denen sie diese erkennen können und ziehen ihre Schlüsse aus den Reaktionen auf Fragen etwa zur Verhütung. Fragen zur PartnerInnenschaft gehören bei den meisten nicht zur Routine, und noch seltener werden diese Fragen offen gestellt. So bleibt es den Patientinnen selbst überlassen, ihre Lebensweise anzusprechen.

Eine unserer Gesprächspartnerinnen, Jo, achtet dagegen grundsätzlich darauf, Fragen zur Partnerschaft offen zu stellen, zum Beispiel: „Leben Sie in einer Beziehung mit einem Partner oder einer Partnerin?" Sie erlebt, dass sich Lesben dadurch häufig ermutigt fühlen, sich zu outen. Oft sind es Frauen, so erzählt Jo, von denen sie das nicht vermutet hätte. Sie spricht sich dafür aus, ein solches Vorgehen zur allgemeinen Routine zu machen.

Größere Offenheit

Wenn eine Patientin als lesbisch erkannt wird, hat auch die Ärztin die Möglichkeit, Signale auszusenden, aus denen die Patientin auf ihre Lebensweise schließen kann. Zum Beispiel wenn sie im Gespräch Insiderinnen-Informationen über lesbenspezifische Angebote weitergibt oder sich anderweitig mit lesbischen Lebensweisen vertraut zeigt. Die meisten Ärztinnen gehen davon aus, von ihren lesbischen Patientinnen erkannt zu werden, wenn diese nicht schon vorher über ihre Lebensweise wussten und deshalb gezielt zu ihnen kommen. Gegenüber lesbischen Patientinnen sind sie offener mit ihrer Lebensweise und outen sich auch häufiger explizit als bei heterosexuellen PatientInnen.

Besonders in Großstädten sind einige lesbische Ärztinnen in der Lesbenszene bekannt und werden häufig von lesbischen Patientinnen aufgesucht, oder ihre Adressen werden von Lesbenberatungsstellen weitergegeben. Das Netzwerk *Charlotte e. V.* hingegen gibt grundsätzlich keine Praxisadressen ihrer Mitfrauen an Patientinnen weiter, obwohl dazu sehr häufig Anfragen kommen. Der Umgang der einzelnen Mitfrauen mit Offenheit ist sehr unterschiedlich und einige haben große Sorge, dass ihre Lebensweise bekannt werden könnte.

Nur eine der von uns befragten Ärztinnen, Gabriele, plant auch im Internetauftritt ihrer Praxis Hinweise auf ihre Lebensweise zu geben.

Fürsorge und Aufmerksamkeit

Alle Ärztinnen freuen sich, wenn sie unter ihren Patientinnen Lesben erkennen. Mit ihnen fühlen sie sich besonders verbunden. Sie sind bestrebt, sich mit besonderer Aufmerksamkeit um sie zu kümmern. Speziell in der Klinik befürchten sie, dass die heterosexuellen KollegInnen nicht ausreichend auf die Bedürfnisse lesbischer Patientinnen eingehen. Daher ist es ihnen wichtig, diesen Patientinnen das Gefühl zu geben, dass sie mit ihrer Lebensweise akzeptiert werden. Oft ist auch die Sorge lesbischer Patientinnen vor einer schlechten Behandlung spürbar. Einige Ärztinnen berichteten, wie sie sich gelegentlich von der Partnerin einer Patientin bei Gesprächen und Untersuchungen sehr aufmerksam und genau beobachtet fühlten.

Im Engagement für eine gute Versorgung von lesbischen Patientinnen hat eine Ärztin in ihrer Klinik sogar eine Fortbildung für die KollegInnen

organisiert, da sie einen Mangel an Fachwissen in diesem Bereich fest-
stellte. Die Fortbildung wurde mit großem Interesse angenommen.

Manchmal besteht allerdings die Angst, dass die besondere Fürsorge für lesbische Patientinnen von den KollegInnen fehlgedeutet werden
könnte. Astrid, die in einem konservativen kirchlichen Umfeld in der
Gynäkologie arbeitet, berichtete von ihrer Sorge, ihr könnte dabei mangelnde Distanz zu lesbischen Patientinnen unterstellt werden. Auch deshalb fühlt sie sich sicherer damit, sich den meisten KollegInnen gegenüber nicht geoutet zu haben.

Dem großen Engagement für die Betreuung lesbischer Patientinnen
stehen manchmal hohe Erwartungen auf der anderen Seite gegenüber.
Anne berichtete, sich über Ansprüche von lesbischen Patientinnen auch
schon mal geärgert zu haben. Diese hatten sich gezielt eine lesbische Ärztin gesucht und erwarteten von Anne deshalb eine besonders aufmerksa-
me und intensive Betreuung. Dazu gehörten etwa Untersuchungen und
Behandlungen zur Verwirklichung des Kinderwunsches, die nicht mit
der Krankenkasse abgerechnet werden können, die sie aber nicht selbst
bezahlen wollten. Das brachte Anne in den Konflikt, lesbische Patientinnen besonders gut betreuen zu wollen, sich dabei aber nicht ausnutzen
zu lassen.

Umgang mit erotischen Gefühlen

Manchmal kann die besondere Verbundenheit mit lesbischen Patientinnen auch Probleme bereiten. Es kann zu Momenten der Unsicherheit
führen, wenn lesbische Ärztinnen eine Patientin attraktiv finden und ein
Hauch von erotischer Spannung entsteht. Sie fühlen sich dann befangen
und sind irritiert, plötzlich darum kämpfen zu müssen, die gewohnte
Souveränität und professionelle Distanz zu wahren. Insbesondere Gynäkologinnen erzählen von solchen Erfahrungen, möglicherweise weil
intime und sexuelle Themen in ihrem Fachbereich eine besonders große Rolle spielen. Die Ärztinnen, die solche Situationen erlebten, hatten
das professionelle Gebot der Abstinenz gegenüber Patientinnen im Blick.
Ihnen war bewusst, dass es ihre Rolle als Ärztin erfordert, die Anliegen

und Bedürfnisse der Patientinnen in den Mittelpunkt zu stellen und ihre eigenen Gefühle aus dem Kontakt herauszuhalten.

Stalking durch lesbische Patientinnen

Zwei Ärztinnen mussten belastende Erfahrungen mit Stalking durch lesbische Patientinnen machen. In einem Fall wurde eine Kinderärztin, Susanne, von der Mutter einer kleinen chronisch kranken Patientin immer wieder massiv bedrängt. Das Kind musste einige Jahre lang in kurzen Abständen in einer Klinik behandelt werden. Die Frau, die von Susannes lesbischer Lebensweise nichts wusste, lauerte ihr wiederholt am Klinikeingang auf und überreichte ihr eines Tages einen Liebesbrief. Nachdem sich Susanne Rat und Unterstützung bei der Klinikpsychologin geholt hatte, sprach sie mit der Mutter und versuchte ihr deutlich zu machen, dass sie die Tochter gerne weiter betreuen wollte, aber keinen persönlichen Kontakt zur ihr wünschte. Dieses Gespräch zeigte nur kurzzeitig Erfolg. Danach suchte die Frau erneut so viel und so oft wie möglich die Nähe zu Susanne. Sie versuchte immer wieder, sie zu berühren, während Susanne das Kind untersuchte, wartete vor der Klinik auf sie und bedrängte sie dort auch körperlich. Susanne befand sich in einer schwierigen Situation, da sie mit ihrem Spezialwissen für die Betreuung des Kindes zuständig war und diese nicht an andere KollegInnen abgeben konnte. Sie behandelte das Kind schließlich nur noch in Begleitung von anderen KollegInnen. Dennoch blieb die Situation über einige Jahre bestehen und war sehr belastend.

Im zweiten Fall betreute Christine, eine Internistin, eine Patientin mit einer schweren chronischen Erkrankung. Da die Patientin immer in Begleitung ihrer Partnerin zur Behandlung kam, sprach Christine sie auf ihre lesbische Lebensweise an und outete sich dabei selbst. Die Patientin suchte danach über die Behandlung hinaus über E-Mail oder Telefon Kontakt zu Christine und überhäufte sie mit Geschenken. Christine beendete zwar die Versorgung, die Patientin schickte aber weiterhin E-Mails und rief sie an. Es dauerte lange, bis Christine den Kontakt vollständig unterbinden konnte.

Ein weiterer Fall verlief weniger dramatisch. Eine Anästhesistin, die ein Kind bei der Narkose betreut hatte, bekam danach von der Mutter einen großen Strauß roter Rosen in die Klinik geschickt mit einer Einladung zum Kaffeetrinken. Die Ärztin war sehr erschrocken und die Situation war ihr vor den anwesenden KollegInnen denkbar peinlich. Sie war sich sicher, dass die Frau von ihrer Lebensweise nichts wissen konnte, und entschied, in keiner Weise zu reagieren. Zu ihrer Erleichterung suchte die Mutter keinen weiteren Kontakt zu ihr.

Öffentliches Engagement für Lesbengesundheit

Nur wenige der befragten Ärztinnen engagieren sich – über die direkte Betreuung hinaus – in Fortbildungen sowie Wissenschaft und Forschung für eine bessere gesundheitliche Versorgung von lesbischen Patientinnen. Während lesbische Ärztinnen im persönlichen Kontakt mit KollegInnen relativ viel Akzeptanz erfahren, bekommen sie, wenn die lesbische Lebensweise öffentlich zum Thema gemacht wird, häufig die doch noch engen Grenzen der Toleranz zu spüren. Es war uns nicht möglich, Erfahrungen dieser Ärztinnen – die positiven wie die negativen – zu anonymisieren, deswegen muss auf die Schilderung konkreter Erlebnisse verzichtet werden. Die grundsätzlichen Schwierigkeiten werden jedoch im letzten Kapitel des Buches beleuchtet.

Lesbisch leben und Ärztin sein:
Einfluss der Lebensweise auf die Berufswege

Engagement im Beruf – Partnerinnenschaft und Familie

In den Interviews und Gruppendiskussionen interessierte uns auch die Frage, welchen Einfluss die Lebensweise auf den Berufsweg lesbischer Ärztinnen hat. Diese Frage löste Überlegungen zum Zusammenhang zwischen Berufsplanung und der Aussicht auf eigene Kinder und Familie aus. Außerdem fiel einigen Ärztinnen auf, dass sie sich auf ihrem Berufsweg mit unterschiedlichen und teilweise gegensätzlichen Rollenbildern als Frau, Lesbe und Ärztin auseinandersetzen mussten. Und nicht zuletzt spielte auch die Partnerinnenschaft für viele Ärztinnen eine wichtige Rolle für den Berufsweg.

Berufliches Engagement statt Kinder und Familie?

Die meisten Ärztinnen äußerten die Vorstellung, Ärztin zu sein, bedeute, sich dem Beruf mit ganzer Energie zu widmen und wenig Zeit für Familie und Privatleben zu haben. Sie gehen davon aus, dass sie in diesem Beruf sehr hohen Arbeits- und Leistungsanforderungen gerecht werden müssen.

Ihre lesbische Lebensweise sehen sie als sehr passend dafür an, da sie nicht durch Kinder und Familienpflichten in der Ausübung des Berufs eingeschränkt werden. Und umgekehrt sehen sie eine erfüllende Tätigkeit als gute Alternative zu einem Leben mit Kindern und Familie.

Für Christa war immer klar, dass sie sich zwischen vollem Engagement im Beruf und einer Familie entscheiden musste. Die Arbeit als Gynäkologin schien ihr nicht mit der Versorgung von Kindern vereinbar. Im Studium brach sie eine Beziehung zu einem Mann ab, da sie sich nicht vorstellen konnte, mit ihm zusammenzubleiben, ohne Kinder zu bekommen. Als sie später ihre Partnerin Barbara kennenlernte, war sie sehr froh, eine Beziehung leben zu können, die für sie mit ihrem beruflichen Engagement vereinbar war.

Eine andere Ärztin, Ina, konnte sich ebenfalls schwer vorstellen, ihre Berufspläne mit einer Familie unter einen Hut zu bringen. Sie fühlte sich vor dem Coming-out unter Druck, Kinder zu bekommen, und dachte, sie würde keinen Mann finden, der mit ihr auch ohne eigene Kinder leben wollte. Diese Vorstellung bereitete ihr Stress, sie hörte die biologische Uhr ticken und wusste nicht, wie sie ihre Karriereplanung mit Schwangerschaften und der Versorgung von Kindern zusammenbringen könnte. Es erleichterte sie sehr, dass dieser Druck mit dem Coming-out wegfiel.

In den Diskussionen und Interviews wurde deutlich, dass für die meisten Ärztinnen eigene Kinder nicht zum Lebensentwurf als Lesben gehören. Nur zwei Ärztinnen gingen auch nach ihrem Coming-out weiterhin selbstverständlich davon aus, dass sie eigene Kinder haben würden. Wahrscheinlich wird bei jüngeren Lesben die Perspektive, eigene Kinder zu haben, selbstverständlicher. Aber auch dann ist und wird der gesellschaftliche Druck, Kinder zu bekommen, für sie weiterhin geringer sein. Daher werden sie wohl in ihrer Berufs- und Lebensplanung in diesem Punkt auch in Zukunft freier bleiben.

Auch wenn die Mehrzahl der befragten Ärztinnen keine eigenen Kinder hat, scheint die Entscheidung für den Beruf und gegen Kinder doch nicht völlig konfliktfrei gewesen zu sein. Zwar sind sie froh, sich als Lesben nicht genötigt zu fühlen, Kinder zu bekommen, trotzdem wünschen sich viele durchaus Kontakt mit Kindern.

Einige haben das bei der Wahl ihrer Fachrichtung berücksichtigt. Andere, die nicht nur mit Kindern arbeiten, sondern auch mit ihnen leben wollen, verwirklichen dies auf unterschiedlichen Wegen. Sie wurden, wie Sabine und Barbara, Co-Mutter eines Kindes, das die jeweilige Partnerin in der Beziehung bekam, oder die Partnerin brachte Kinder mit in die Beziehung. Einige Ärztinnen haben darüber nachgedacht, selbst durch Samenspende schwanger zu werden, oder sie haben es, wenn auch erfolglos, versucht. Nur eine der interviewten Ärztinnen bekam selbst in ihrer Partnerinnenschaft zwei Kinder. Schließlich haben einige Ärztinnen aus vorherigen heterosexuellen Lebensphasen Kinder.

Viele Ärztinnen widmen sich ihrem Beruf mit ganzer Energie. Sie finden ihre Erfüllung darin, völlig im Beruf aufzugehen, und nehmen Arbeitszeiten von 60 Wochenstunden sowie Nacht- und Wochenenddienste in Kauf, um eine Klinikkarriere zu machen oder eine eigene Praxis zu führen. Zwar fühlen sie sich dadurch auch belastet, aber die Arbeit macht ihnen großen Spaß. Sie genießen den Einfluss, den sie durch eine leitende Position in der Klinik haben oder sehen die Praxis als ihren wesentlichen Lebensinhalt.

Manche Ärztinnen kommen jedoch in Konflikt zwischen den hohen Arbeitsanforderungen einerseits und ihren Bedürfnissen nach einem erfüllten Privatleben andererseits.

Carola zum Beispiel ist leidenschaftliche Tänzerin, sie trainiert abends mehrmals in der Woche oder gibt selbst Tanzunterricht und reist an mehreren Wochenenden im Jahr zu Tanzturnieren. Trotz der zeitweise großen beruflichen Anforderungen hat sie dieses Hobby nie vernachlässigt. Dies führte dazu, dass sie immer wieder unter den Belastungen zusammenbrach, krank wurde und zunächst das Studium sowie später ihre berufliche Tätigkeit mehrfach unterbrechen musste.

Auch für Sina hat ein erfülltes Privatleben mit vielen Freundinnen und gemeinsamen Unternehmungen einen hohen Stellenwert. Außerdem ist ihr wichtig, als Langstreckenläuferin im Leistungssport aktiv zu bleiben und etwa an Marathonläufen teilzunehmen. Sie folgte daher dem Vorbild ihrer Partnerin, einer Anästhesistin, sich eine Stelle mit geringeren beruflichen Belastungen zu suchen. Auf Dauer war sie allerdings damit nicht zufrieden, da das Engagement im Beruf zu sehr in den Hintergrund geriet. Sie sucht weiter nach einer Balance zwischen den beiden Lebensbereichen.

Auch die Mütter und Co-Mütter haben den Anspruch, trotz hoher Arbeitsanforderungen genügend Zeit für die Betreuung der Kinder zu haben.

Ärztinnen und ihre Partnerinnen

Als besonders wichtig für ihren Berufsweg und ihr berufliches Engagement nannten viele der Ärztinnen ihre Partnerinnen. Sie bekommen von ihnen sehr viel Unterstützung für ihr Berufsleben, die sie als außerordentlich tragend, ja unverzichtbar bezeichnen. Sie könnten sich ohne diesen Rückhalt nicht im gleichen Maße in ihrem Beruf engagieren oder ihren Karriereweg gehen. Wesentliche berufliche Entscheidungen werden auch nicht ohne die Partnerin getroffen, die Ärztinnen fühlen sich darauf angewiesen, dass die Liebste diese mitträgt.

Viele Ärztinnen berichteten, von der Freundin ermutigt worden zu sein, ihren Karrierewünschen zu folgen. Besonders bei Carola und Jo, die mehrfach die Ausbildung unterbrachen und über berufliche Alternativen nachdachten, spielten die jeweiligen Partnerinnen eine wichtige Rolle, indem sie sie darin bestärkten, diesen Berufsweg weiterzugehen.

In den einzelnen Beziehungen gibt es unterschiedliche Formen von Unterstützung, die als hilfreich angesehen werden. Wenn beide Partnerinnen beruflich stark engagiert sind, schätzen sie das Verständnis der Freundin für den arbeitsreichen Berufsalltag und die langen Arbeitstage. Die knapp bemessene Freizeit ist beiden kostbar, sie wird gemeinsam sorgfältig geplant und organisiert.

Die Ärztinnen, deren Lebensgefährtinnen weniger stark ins Berufsleben eingespannt sind, genießen es, liebevoll umsorgt zu werden, wenn sie erschöpft nach Hause kommen. Einige haben Partnerinnen, die ihnen Alltagsaufgaben abnehmen und ihnen so den Rücken freihalten, sich im Beruf voll engagieren zu können. Außerdem kümmern sie sich um die sozialen Kontakte und organisieren Verabredungen oder andere Freizeitunternehmungen. Für einige ist die Liebste ein wichtiges Korrektiv, weil sie darauf hinweist, wenn Belastungsgrenzen überschritten werden. Es wird als hilfreich und fürsorglich empfunden, wenn sie gegen zu viele Überstunden und Nachtdienste protestiert und auf mangelnde Erholung aufmerksam macht, gerade wenn die Ärztinnen selbst nicht mehr spüren, wie überarbeitet und erschöpft sie sind. Gleichzeitig ist ihnen wichtig, dass die Freundin auch auf ihr eigenes Bedürfnis nach gemeinsamer Freizeit achtet und dies anspricht. Zum Beispiel berichtet Carola, dass es ihr schwer fällt, ihre Arbeitszeiten zu strukturieren. Sie ist daher dankbar, wenn ihre Partnerin sie in der Klinik anruft und ans Abendessen oder den Kinotermin erinnert.

Trotz der überwiegend positiven Erfahrungen werden nicht in allen Beziehungen das berufliche Engagement und die Arbeitsbelastung der Ärztinnen ohne Konflikte akzeptiert. Es gibt auch Partnerinnen, die mehr Zeit und Energie für die Gestaltung der gemeinsamen Zeit einfordern. Außerdem möchten sie nicht ständig die geduldige Zuhörerin sein, wenn die Liebste zu viel aus ihrem ärztlichen Alltag mit nach Hause bringt.

Gleichwertigkeit der Partnerinnen ist in allen Beziehungen ein wichtiges Anliegen. Einige der Ärztinnen haben Lebensgefährtinnen mit einem deutlich geringeren Einkommen und mitunter auch einer deutlich geringeren Arbeitsbelastung. Diese Unterschiede werden thematisiert, und das Paar setzt sich damit auseinander, wie sie die Gleichwertigkeit aufrechterhalten können.

Ein zentraler Faktor dabei ist, dass die Arbeit der anderen, auch wenn sie schlechter bezahlt ist, als wichtig und wertvoll anerkannt wird. Viele Partnerinnen arbeiten in sozial oder politisch engagierten Projekten, deren Inhalte und Ziele auch die Ärztinnen als gesellschaftlich notwendig und bedeutsam erachten. Auch für sich persönlich empfinden diese Ärztinnen die Partnerin und deren berufliches und soziales Umfeld als Bereicherung und eine Art Gegenkultur zum Medizinbetrieb. Sie stehen selbst den Strukturen im Gesundheitsbereich und dem traditionellen Umgang mit PatientInnen kritisch gegenüber und schätzen es, bei der Partnerin und in ihrem Freundinnenkreis Unterstützung für ihre kritisch-reflexiven Auseinandersetzung zu finden.

Allerdings sehen die Medizinerinnen durchaus auch Probleme, wenn das Einkommen sehr ungleich ist. Beispielsweise unterstützen manche die Partnerin finanziell und übernehmen einen größeren Teil der gemeinsamen Lebenshaltungskosten oder sie verzichten auf teure Freizeitunternehmungen und Urlaube mit der Partnerin.

Ina hat mit ihrer Freundin den Versuch gestartet, sie für die Hausarbeit zu bezahlen. Beide sehen die (für heterosexuelle Paare traditionelle) Rollen- und Aufgabenverteilung kritisch und beobachten die Auswirkungen auf ihre Beziehung aufmerksam. Inas Lebensgefährtin hat keine Probleme mit der Hausarbeit, sie ist selbstbewusst genug, sich weiter als gleichwertige Partnerin zu fühlen. Ina wünscht sich allerdings, die Freundin könnte mehr für ihren finanziellen Unterhalt und die Absicherung im Alter sorgen.

In der gemeinsamen Diskussion stellten einige der Ärztinnen fest, dass sie nicht völlig frei davon sind, ihr Einkommen und ihren Status höher zu bewerten, gleichwohl sie einen anderen Anspruch an sich haben. Ihren Konflikt, das politische oder soziale Engagement ihrer Partnerin zu schätzen, sich zugleich aber eine Partnerin mit ähnlichem Einkommen zu wünschen, können sie nicht völlig auflösen.

Rollenbilder als Frau, Lesbe und Ärztin

Einige der Ärztinnen wie Sina und Carola erinnerten sich auf die Frage nach dem Einfluss der lesbischen Lebensweise auf ihren Berufsweg an ihre Schwierigkeiten, sich in der Rolle als Ärztin zu sehen. Zwischen den Rollenbildern von Frauen und Lesben auf der einen Seite und Ärztinnen und Ärzten auf der anderen Seite war es für sie als Lesben in zweifacher Hinsicht schwierig, ein eigenes Rollenmodell zu entwickeln: Als Frauen entsprechen sie nicht dem klassischen Bild von Ärzten als starken, tatkräftig und entschlossen handelnden Menschen, ohne Selbstzweifel und mit nie ermüdenden Kräften. Andererseits erfüllen sie auch nicht das typisch weibliche Bild von Ärztinnen, das ihnen durch den zunehmenden Anteil von Frauen im Arztberuf bereits etabliert erscheint. Zum Beispiel beschrieb Sina ihre Vorstellung von einer (weiblichen) Ärztin als „dünn, unsportlich, blond mit Pferdeschwanz", ein Bild, dem sie so gar nicht entspricht, und sie fragte sich, ob eine wie sie, sportlich und „butchig", überhaupt Ärztin werden kann. Carola wiederum fühlte sich, da sie dem femininen Bild einer Ärztin nicht entspricht, unter Druck, dem „heroisch männlichen" Bild gerecht zu werden.

Cordula, die in der Chirurgie mit einem besonders starken und männlichen Bild des Arztes konfrontiert wird, ist dagegen froh, dass sie trotz ihrer geringen Körpergröße sportlich und kumpelhaft wirkt. Sie tritt den Kollegen gegenüber bewusst energisch und forsch auf und wird dadurch eher anerkannt und gefördert als ihre Kolleginnen mit einem

„weiblicheren" Auftreten. Trotzdem musste sie oft dem Vorurteil begegnen, dass sie als Frau körperlich nicht stark und ausdauernd genug für die Chirurgie sei, und immer wieder das Gegenteil beweisen. Erst als sie es geschafft hatte, Oberärztin zu werden, erlaubte sie sich, bei den Operationen Handgriffe, für die viel Kraft gebraucht wird, den anwesenden (männlichen) Kollegen zu überlassen.

Andere Ärztinnen wie Karin und Carola erlebten dagegen, dass sie mit ihrem als „unweiblich" assoziierten selbstbewussten Auftreten und eher unfemininer Kleidung aneckten. Besonders die männlichen Kollegen und Vorgesetzten hatten damit mehr Probleme als mit Kolleginnen, die eher weiblichen Rollenbildern entsprachen.

Der Mangel an passenden Vorbildern ließ während des Studiums und der ersten Berufsjahre einige Ärztinnen zweifeln, ob sie für diesen Beruf geeignet wären. Hier war der Kontakt zu anderen lesbischen Ärztinnen im Netzwerk *Charlotte e.V.* sehr wichtig, die ihren Weg zwischen unterschiedlichen Rollenerwartungen bereits gefunden und eine eigene Persönlichkeit als Ärztin entwickelt hatten.

Wahl des Fachgebiets

Uns interessierte auch, ob die lesbische Lebensweise einen Einfluss auf die Wahl der Fachrichtung hat. Für die Interviews haben wir bewusst Ärztinnen mit unterschiedlichen Fachrichtungen ausgewählt, und auch die Teilnehmerinnen an den Diskussionen waren in dieser Hinsicht eine heterogene Gruppe. Gleichwohl kristallisierten sich zwei Gebiete, die Gynäkologie und die Kinderheilkunde, als besonders beliebt heraus. In beiden ist der Frauenanteil aber insgesamt überdurchschnittlich hoch.[25]

Die meisten Ärztinnen interessierten sich während ihrer Ausbildung zunächst für mehrere Bereiche. Im Rahmen von Praktika, während des Praktischen Jahres oder als Ärztin im Praktikum konnten sie verschiedene Erfahrungen sammeln, die sie entweder in der Wahl der Fachrichtung

---

25 Laut Ärztestatistik der Bundesärztekammer von 2010 betrug der Frauenanteil in der Gynäkologie 58 Prozent und in der Kinderheilkunde 53 Prozent. Dagegen waren nur 30 Prozent der InternistInnen Frauen, in der Chirurgie waren es lediglich 18 Prozent.

bestärkten oder in eine andere Richtung lenkten. Für einige kam von Anfang an nur ein Fach infrage, meistens die Gynäkologie.

Zumindest zeitweise erwogen – und das ist auffällig – nahezu alle interviewten Ärztinnen, Gynäkologin zu werden. Viele denken, dass sie für dieses Fach besonders gut geeignet sind, da sie sich in Frauen einfühlen und sie verstehen können. Die Erfahrungen, die sie in diesem Fach sammeln konnten, schilderten alle als sehr eindrücklich und bewegend. Einige empfanden die Erlebnisse allerdings eher als negativ. Sie fühlten sich von der emotionalen Belastung und dem Stress in der Geburtshilfe überfordert und entschieden sich deswegen gegen das Fach. Andere konnten die als besonders patriarchal und frauenfeindlich erlebten Strukturen in der Gynäkologie nicht ertragen. Viele der Ärztinnen begeisterten sich aber von Beginn an für die Gynäkologie, entschieden sich früh dafür und sind bis heute mit ihrer Wahl sehr zufrieden.

Die Ärztinnen, die Kinderheilkunde als Fach wählten, wünschten sich, beruflich mit Kindern zu arbeiten, und haben besondere Freude daran. Da sie davon ausgehen, keine eigenen Kinder zu haben, sehen sie im Beruf eine Gelegenheit, sich den Wunsch nach Kontakt mit Kindern zu erfüllen.

Allerdings machten auch in diesem Fach einige Ärztinnen negative Erfahrungen. Sie empfanden die Versorgung schwer kranker Kindern in der Klinik als sehr belastend oder konnten es schlecht ertragen, dass Kinder von ihren Eltern nicht gut versorgt wurden. Sie suchten sich daraufhin Fachrichtungen, in denen sie ebenfalls viele Kinder behandeln können, aber nicht mit so schweren Krankheitsbildern konfrontiert sind, zum Beispiel die HNO und die Kinder- und Jugendpsychiatrie.

„Natürlich hört das nie auf ..."

Zusammenfassung und Resümee

Die Berichte und Diskussionsbeiträge von insgesamt 24 lesbischen Ärztinnen geben vielfältige Einblicke in ihre Berufswege und ihren Umgang mit der lesbischen Lebensweise im Medizinbetrieb. Es sind die ersten dieser Art im deutschsprachigen Raum.

Die Ärztinnen kommen aus unterschiedlichen Altersgruppen und Berufsfeldern, alle sind weiße Lesben, eine der Frauen ist Migrantin der zweiten Generation. Soweit der soziale Hintergrund erfragt wurde, haben die meisten Teilnehmerinnen Eltern mit formal mittleren oder höheren Bildungsabschlüssen. Außerdem gehören bis auf zwei alle Ärztinnen dem Netzwerk lesbischer Ärztinnen an. Dies setzt ein Mindestmaß an Offenheit im Umgang mit der eigenen Lebensweise voraus und Interesse, sich damit zu beschäftigen.

Es bleibt offen, in wie weit die vorliegenden Berichte und Interpretationen auf die Gesamtgruppe lesbischer Ärztinnen zutreffen oder in welcher Weise sich die Erfahrungen und Handlungsweisen anderer lesbischer Ärztinnen von den hier beschriebenen unterscheiden: etwa Ärztinnen mit nicht akademischem Hintergrund der Eltern oder Ärztinnen mit eigener Migrationserfahrung, die gleichzeitig Diskriminierung im Kontext von Rassismus erleben. Auch mögliche Unterschiede zu sehr versteckt lebenden lesbischen Ärztinnen bleiben unausgelotet.

(Keine) Probleme?! Diskriminierung auf den zweiten Blick

Auf den *ersten* Blick vermitteln diese Beiträge den Eindruck, dass lesbische Ärztinnen im Berufsleben mit ihrer Lebensweise keine wesentlichen Probleme haben. Die Ärztinnen zeigen viel Mut zur Offenheit und leisten damit einen großen Beitrag zur Sichtbarkeit von Lesben in der Gesellschaft und besonders im Medizinbetrieb. Es scheint, dass sie den Umgang mit Offenheit oder Verstecken und mit möglichen Reaktionen der KollegInnen und Vorgesetzten souverän managen.

Bei *näherer Betrachtung* zeigt sich, dass auch sehr selbstverständlich offen lebende Frauen Probleme mit (befürchteten) homophoben und heterosexistischen Reaktionen haben. In allen Gesprächen wird zudem deutlich, wie viel Raum die Fragen zu Offenheit oder Verstecken einnehmen und wie viel Energie es erfordert, immer wieder Entscheidungen dazu zu treffen. Auch Frauen, die weitestgehend offen lesbisch sind, erleben immer wieder Situationen, in denen sich für sie die Frage der Offenheit neu stellt. Eine dieser Ärztinnen meinte: „Natürlich hört es nie auf, dass man sich damit auseinandersetzen und immer wieder Entscheidungen treffen muss."

Outen, aber wie?

Jenseits des Ob beschäftigen sich die Ärztinnen in Bezug auf das Offenlegen der lesbischen Lebensweise auch sehr mit dem Wie. Das Problem entsteht, weil in unserer heteronormativen Gesellschaft Frauen und Männern meistens automatisch Heterosexualität unterstellt wird. Selbst wenn Lesben sich outen wollen, müssen sie eine passende Form und Gelegenheit finden, dieser stillschweigenden Vorannahme zu widersprechen. Das zeigt deutlich, wie wenig selbstverständlich von der gesetzten Geschlechter- und Sexualitätsnorm abweichende Lebensweisen immer noch sind und wie unzureichend sie entsprechend mitgedacht werden.

Viele der Ärztinnen outen sich nicht aktiv, auch wenn sie ihre Lebensweise im beruflichen Umfeld nicht verstecken. Sie gehen aber davon aus, dass die meisten KollegInnen von ihrer Lebensweise wissen.

Mit Partnerin empfinden viele Frauen es als einfacher, sich zu outen. Diese zu einer Feier im KollegInnenkreis mitzubringen, ist eine häufig gewählte Strategie, sich mit der Lebensweise zu zeigen, ohne direkt darüber sprechen zu müssen. Außerdem ist es leichter, die Partnerin in persönlichen Gesprächen beiläufig zu erwähnen, als eine Mitteilung wie „ich bin lesbisch" zu machen.

Formen der Diskriminierung

Unsere Gesprächspartnerinnen berichteten von einer Vielzahl unterschiedlicher Reaktionen auf ihre Lebensweise im beruflichen Umfeld.

Viele Erlebnisse waren positiv, einige Ärztinnen erzählten aber auch über negative und diskriminierende Erfahrungen.

Oft sind das allgemein homophobe Äußerungen von MitarbeiterInnen oder lesbenfeindliche Bemerkungen über Patientinnen. Andere Erfahrungen betreffen subtile Ausgrenzung und distanziertes Verhalten von KollegInnen bzw. Vorgesetzten nach Bekanntwerden der lesbischen Lebensweise, wobei den Betroffenen nicht klar war, ob das Verhalten der KollegInnen tatsächlich eine Reaktion auf ihre Lebensweise war. Eine weitere mehrfach genannte Form der Diskriminierung ist die Unterstellung von sexuellem Interesse bei körperlichen Untersuchungen von Patientinnen.

Diese Diskriminierungen sind verunsichernd, kränkend oder demütigend. Sie zeigen deutlich, dass lesbische Ärztinnen im beruflichen Umfeld mit anderen Problemen konfrontiert sind als ihre heterosexuell lebenden Kolleginnen.

In zwei Fällen bedrohten Diskriminierungen die berufliche Existenz – einmal in der Klinik durch den Verlust des Arbeitsplatzes, im anderen Fall in einer Praxis durch das Fernbleiben von PatientInnen.

Große Unterschiede – mögliche Ursachen

Auffällig sind die großen Unterschiede bei den Erfahrungen, die die lesbischen Ärztinnen im beruflichen Umfeld machten. Einige Ärztinnen berichteten, sehr häufig homophobes, heterosexistisches oder heteronormatives Verhalten bei KollegInnen oder Mitstudierenden erlebt zu haben. Die Mehrzahl der Ärztinnen jedoch erinnerte kaum negative Erfahrungen – oder sprach nicht darüber.

Dass diese Unterschiede durch eine gewachsene gesellschaftliche Akzeptanz bedingt sind, lässt sich aus den Berichten nicht ableiten, auch aus den letzten Jahren wurde von sehr unterschiedlichen Erfahrungen berichtet. Stattdessen ist zu vermuten, dass Diskriminierungen – als solche und in ihren Abstufungen – unterschiedlich wahrgenommen und zum Teil ausgeblendet werden. Internalisierte Homophobie bzw. Homonegativität könnte dabei eine Rolle spielen ebenso wie das Selbstbild von

Stärke und Souveränität, das nicht zulässt, sich als Opfer von Diskriminierung zu erleben.

Außerdem geben die Berichte Hinweise darauf, dass Ärztinnen negative Erfahrungen vermeiden, indem sie in Situationen, in denen sie mit solchen Reaktionen rechnen müssen, besonders vorsichtig agieren und so *direkten* Diskriminierungen entgehen. Eine solche Form der Selbstdisziplinierung ist jedoch ebenfalls Ausdruck von gesellschaftlich diskriminierenden Verhältnissen.

Veränderungen in den vergangenen Jahren

Nach einer Phase der Stellenknappheit gibt es seit etwa 15 Jahren viele freie Stellen für ÄrztInnen und die Kliniken haben Schwierigkeiten, diese zu besetzen. Daher ist für Lesben das Risiko, eine Stelle bei Bekanntwerden der Lebensweise nicht zu bekommen oder deshalb gekündigt zu werden, inzwischen gering. Auch das 2004 in Kraft getretene Allgemeine Gleichbehandlungsgesetz bietet Schutz vor einer Kündigung oder Benachteiligung beim Bewerbungsverfahren aufgrund der sexuellen Orientierung. Diese Veränderungen erlauben eine deutlich größere Offenheit gegenüber den (zukünftigen) Vorgesetzten und KollegInnen.

Ob unabhängig davon die Akzeptanz gegenüber Lesben im Medizinbetrieb zugenommen hat, ist auf Basis der vorliegenden Berichte schwer zu beurteilen, da sich die individuellen Entwicklungen in den einzelnen Lebensläufen mit gesellschaftlichen Prozessen überlagern. Die Einschätzungen der Ärztinnen dazu waren unterschiedlich, einige gingen von einer deutlich gewachsenen Akzeptanz aus, andere beobachteten weiterhin ein hohes Maß an Homophobie. Es zeigten sich recht große Unterschiede zwischen verschiedenen Kliniken und Regionen, wobei in Großstädten Toleranz und Akzeptanz überwogen; in kleinstädtischen und ländlichen Regionen hingegen waren die Erfahrungen sehr heterogen.

Sexismus und hierarchischer Medizinbetrieb

Einige der porträtierten Ärztinnen erlebten nicht nur als Lesben, sondern auch als Frauen Diskriminierung und mussten sich mit hierarchischen

Strukturen im Medizinbetrieb sowie frauenfeindlichem Verhalten der KollegInnen auseinandersetzen. Bei zwei der Ärztinnen hatte dies massiven Einfluss auf ihren Berufsweg: Sie mussten mehrfach ihr Studium unterbrechen und auch danach viel Energie investieren, um einen Arbeitsbereich zu finden, in dem sie mit ihrer queeren und auch feministischen Haltung akzeptiert und anerkannt sind.

Erfahrungen im Umgang mit PatientInnen

Einen besonderen Bereich des ärztlichen Berufs stellt der Kontakt zu PatientInnen dar. Denn er ist von einem Machtgefälle und von einem besonderen Vertrauensverhältnis geprägt. Das ist lesbischen Ärztinnen bewusst und sie beziehen die Interessen der PatientInnen in die Entscheidungen über Offenheit oder Verstecken der Lebensweise mit ein. PatientInnen gegenüber sind sie insgesamt deutlich zurückhaltender mit Informationen zu ihrer Lebensweise. Sie begründen das mit professioneller Distanz. Gleichzeitig haben dennoch viele den Wunsch, sich mit diesem wichtigen Teil ihrer Persönlichkeit offen zeigen zu können. Sehr aufmerksam und sensibel versuchen sie deshalb zu erspüren, welchen Einfluss ihr Outen auf den jeweiligen PatientInnenkontakt haben könnte, und entscheiden situativ, wie sie etwa auf Fragen zu Kindern und Familie reagieren bzw. ob sie ihre Lebensweise in einem passenden Moment von sich aus ansprechen.

Lesbischen Patientinnen gegenüber sind die Ärztinnen wiederum deutlich offener mit ihrer Lebensweise und betreuen sie, wenn sie sie erkannt haben, engagiert und mit viel Aufmerksamkeit. Sie wollen sie vor schlechten Erfahrungen mit KollegInnen schützen, die eine geringe Akzeptanz gegenüber homosexuellen Lebensweisen und/oder schlicht mangelnde Fachkenntnisse in diesem Bereich haben.

Es überrascht jedoch, dass Fragen, die eine Offenheit der Ärztin gegenüber nicht heteronormativen Lebensentwürfen signalisieren und es der Patientin erleichtern würden, sich zu outen, auch bei vielen lesbischen Ärztinnen nicht zur Routine gehören. Vermutlich stehen dem die berufliche Sozialisation und womöglich auch verinnerlichte Homophobie entgegen.

Berufliche Anforderungen und Privatleben

Die Erfahrungen der Ärztinnen bestätigen die hohen Anforderungen des Berufes, vor allem was Arbeitszeiten und Leistung betrifft. Viele sehen ihre Lebensweise als sehr passend dafür an, da eigene Kinder und Familie nicht zu ihrem biografischen Entwurf als Lesben gehören. Sie sind froh, dem Konflikt der Vereinbarkeit von Karriere und Familienpflichten (oder -wünschen) zu entgehen und engagieren sich gerne und intensiv in ihrer Arbeit. Anderen fällt es durchaus schwer, die Balance zwischen dem beruflichen Engagement und ihrem Privatleben zu finden. Für jüngere Lesben schließlich, die zunehmend selbstverständlicher eigene Kinder bekommen, wird die schwierige Vereinbarkeit von Beruf und Familie immer mehr zum Thema.

Politisches und wissenschaftliches Engagement
für Lesbengesundheit

Nur wenige der befragten Ärztinnen engagieren sich öffentlich für mehr Akzeptanz von Lesben im Gesundheitsbereich und eine bessere gesundheitliche Versorgung von lesbischen Patientinnen – zum Beispiel indem sie Fortbildungen für KollegInnen und im Gesundheitsbereich Tätige organisieren oder zu dem Thema forschen.

Wenn die lesbische Lebensweise so zum Inhalt der eigenen beruflichen Tätigkeit gemacht wird, wird sie in besonderem Maße öffentlich sichtbar. Bei einer Fortbildung im KollegInnenkreis müssen sich alle explizit mit dem Thema befassen und werden direkt mit Aspekten lesbischer Lebensweisen konfrontiert. Bei öffentlichen Auftritten wird auch das berufliche Umfeld damit in Verbindung gebracht. VeranstalterInnen von Tagungen und Kongressen zeigen sich offen mit Lesbenthemen, wenn sie dazu Referentinnen einladen, desgleichen Kliniken und Forschungsinstitute, wenn Mitarbeiterinnen wissenschaftlich zu diesen Themen arbeiten und publizieren.

Nur sehr wenige Ärztinnen riskieren es, sich so öffentlich mit Lesbenthemen zu befassen. Und während sie im persönlichen Kontakt mit KollegInnen relativ viel Akzeptanz erfahren, bekommen sie bei solchen öffentlichen Auftritten häufig die doch noch engen Grenzen der Toleranz zu spüren. Manchmal entsteht in kleinen Gruppen bei Seminaren oder Workshops aber eine Atmosphäre von offenem Interesse. Dann wird es möglich, die TeilnehmerInnen für die Probleme und Bedürfnisse von lesbischen Patientinnen zu sensibilisieren. Dies ist ein erster und grundlegender Schritt für etwaige Veränderungen im Berufsalltag.

Je öffentlicher sich aber eine Institution mit dem Thema Lesbengesundheit präsentieren soll, desto größer wird die Abwehr. Diese Abwehr und Ausgrenzung scheinen auch in Einrichtungen und Organisationen zu bestehen, die eine feministische Grundhaltung haben und in denen viele lesbische Mitarbeiterinnen beschäftigt sind. Meist hängt es vom Engagement und der Initiative einzelner Ärztinnen ab, dass solche Vorträge und Veranstaltungen dennoch angeboten werden, und es erscheint kaum möglich, das Thema Lesbengesundheit in diesen Institutionen fest zu verankern und voranzutreiben. Möglicherweise haben Fachfrauen in diesem Umfeld Sorge, dass die Akzeptanz und Anerkennung ihrer frauenpolitischen oder feministischen Arbeit im Bereich der Frauengesundheit, die sie sich im Laufe der Jahre in der Wissenschaft und Politik erkämpft haben, durch das Aufgreifen von Lesbenthemen beeinträchtigt werden könnte.

Wenn Aspekte der Lesbengesundheit zum Gegenstand wissenschaftlicher Arbeiten gemacht werden, erfahren Studierende oder Ärztinnen Abwertung, sie werden nicht ernst genommen und ihre Fragestellungen werden nicht selten als Betroffenenforschung abqualifiziert. Bei Promotions- oder Habilitationsarbeiten gestaltet sich die Suche nach einer qualifizierten Betreuung für die Arbeit bzw. nach einer GutachterIn zeit- und energieraubend. Das liegt zum Teil an fehlenden Professuren in diesen Forschungsbereichen, aber auch daran, dass InstitutsleiterInnen von infrage kommenden Fachbereichen die Betreuung von Arbeiten in diesem Themenbereich ablehnen. Nicht selten zieht sich die BetreuerIn noch kurz vor Ende der Arbeit zurück, was den erfolgreichen Abschluss gefährdet oder sogar verhindert. Eine Schwerpunktsetzung im Bereich der lesbisch-feministischen bzw. queeren Forschung kann die Karriere von

Wissenschaftlerinnen behindern und zu Schwierigkeiten bei der Stellensuche führen.

Was ist zu tun? Vorschläge zur Förderung der Akzeptanz unterschiedlicher Lebensweisen im Gesundheitsbereich

Während in der Politik und in einigen nicht medizinischen Berufen die Förderung der Akzeptanz gegenüber nicht heteronormativen Lebensformen als Aufgabe erkannt wurde, gibt es im Gesundheitsbereich bisher keine solchen Ansätze. In berufspolitischen Gremien wie der Ärztekammer, Berufsverbänden oder Fachgesellschaften wird die Diskriminierung aufgrund von sexueller Orientierung oder die Situation von Lesben – sei es als Patientinnen oder als Professionelle – nicht thematisiert. Es erscheint dringend erforderlich, hier das Bewusstsein für die Notwendigkeit von Veränderungen zu wecken.

Eine wesentliche Grundlage für wachsende Akzeptanz ist die Auseinandersetzung mit eigenen Stereotypen und Vorurteilen. Diese Reflexion sollte im Studium sowie in Aus- und Fortbildungen angeleitet und unterstützt werden. Darüber hinaus sollten die Lerninhalte des Medizinstudiums und anderer Ausbildungsgänge im Gesundheitsbereich auf homophobe, pathologisierende und stereotypisierende Inhalte überprüft werden.

Auch die Vermittlung von Wissen zu spezifischen Aspekten der gesundheitlichen Versorgung lesbischer Patientinnen sollte Bestandteil von Studium sowie Aus- und Fortbildungen sein.[26]

Leitende MitarbeiterInnen von Kliniken und Praxen sollten für eine aktive Antidiskriminierungsarbeit im Sinne von Diversity Management in den Einrichtungen sorgen und damit eine Kultur der Offenheit gegenüber unterschiedlichen Lebensweisen schaffen. Das fördert die Kommunikation zwischen MitarbeiterInnen mit unterschiedlichen Lebensweisen und die gegenseitige Akzeptanz. Auch die Initiierung und Unterstützung von (überbetrieblichen) Netzwerken für Menschen mit unterschiedli-

---

26 Die Situation von Lesben als Nutzerinnen gesundheitlicher Angebote wird in diesem Buch nur am Rande angesprochen. Für weitergehende Informationen sei auf das Buch von Gabriele Dennert verwiesen, das im Anschluss an dieses Kapitel vorgestellt wird.

chen Lebensweisen ist hilfreich. Hier können sich die Mitarbeiterinnen gegenseitig für ein selbstbewusstes und offenes Auftreten im beruflichen Umfeld stärken.

Im Falle von Diskriminierungen sollten MitarbeiterInnen in den Einrichtungen Unterstützung zur Gegenwehr bekommen – zum Beispiel im Rahmen einer Mediation oder gegebenenfalls auch durch Abmahnung diskriminierender KollegInnen.

Nicht zuletzt sollte Forschung zur sexuellen Identität und Orientierung sowie zu Lebensweisen von Lesben, Schwulen, Bisexuellen und Trans-Personen in den Hochschulen und wissenschaftlichen Instituten etabliert und gefördert werden, sowohl in medizinischen als auch sozialwissenschaftlichen Fachbereichen. Bisher ist die wissenschaftliche Arbeit zu solchen Themen abhängig vom persönlichen Interesse und der Initiative einzelner Forschender, die mit vielen Problemen und Behinderungen zu kämpfen haben. Es fehlt eine kontinuierliche und systematische Forschungsarbeit und die Anerkennung dieser Wissenschaftsbereiche.

Weiterführende Literatur

Gabriele Dennert, Helga Seyler: Gesundheit von lesbischen und bisexuellen Frauen.
Zur Situation lesbischer Ärztinnen oder Beschäftigter in anderen Gesundheitsberufen gibt es leider – außer den im zweiten Kapitel beschriebenen Veröffentlichungen – keine weiterführende Literatur. Einzelne Veröffentlichungen beschäftigen sich aber mit Aspekten der gesundheitlichen Versorgung von lesbisch lebenden Frauen.

Der Flyer richtet sich an lesbische und bisexuelle Frauen, medizinisch und therapeutisch Tätige sowie alle Interessierten und wurde vom Arbeitskreis Frauengesundheit in Medizin, Psychotherapie und Gesellschaft (AKF e.V. *www.akf-info.de*) erstellt.

Gabriele Dennert: Die gesundheitliche Situation lesbischer Frauen in Deutschland, Centaurus-Verlag, Herbolzheim 2005.
Die einzige quantitative Studie zur Gesundheit lesbischer Frauen und ihren Erfahrungen mit der gesundheitlichen Versorgung. Das Buch enthält neben der Auswertung detaillierter Fragebögen einen umfassenden Überblick über spezifische Aspekte der gesundheitlichen Versorgung von Lesben.

Institute of Medicine: The health of lesbian, gay, bisexual, and transgender people. Building a foundation for better understanding, The National Academies Press, Washington DC 2011.
Dies ist der zweite umfassende Bericht über den aktuellen Stand der Forschung und die bestehenden Probleme in der gesundheitlichen Versorgung von Lesben, Schwulen, Bisexuellen und Trans-Personen des nationalen „Institute of Medicine" in den USA.

Suzanne Dibble, Patricia Robertson: Lesbian Health 101. A Clinician's Guide, San Francisco, UCSF Nursing Press 2010.

Das Buch unterstützt im Gesundheitsbereich Tätige bei der Versorgung von lesbisch lebenden Frauen und spricht viele relevante Themen der Frauen- und Lesbengesundheit an. Die Inhalte sind auch für Studierende sowie lesbisch lebende Frauen nützlich und interessant.

Literatur zur Diskriminierung von Lesben
(und Schwulen, Bisexuellen sowie Trans-Personen)

Marlene Stein-Hilbers, Monika Holzbecher u. a.: Gewalt gegen lesbische Frauen: Studie über Diskriminierungs- und Gewalterfahrungen, hrsg. vom Ministerium für Frauen, Jugend, Familie und Gesundheit des Landes Nordrhein-Westfalen, Düsseldorf 1999.
Für die Studie wurden 750 Frauen zu Erfahrungen mit ihrer Lebensweise in verschiedenen Lebensbereichen befragt. Der Kontext der Gewalt- und Diskriminierungserfahrungen sowie die Reaktionen und Bewältigungsstrategien der Betroffenen werden analysiert.

Mona Hanafi El Siofi und Gisela Wolf: Gewalt- und Diskriminierungserfahrungen von lesbischen/bisexuellen Frauen und Trans-Menschen in der BRD und Europa – eine Studienübersicht, 2012.
http://www.vlsp.de/system/files/GewaltDiskriminierung_von_lsb_FT.pdf.
Eine ausführliche Analyse der Diskriminierung von Lesben und eine Übersicht der wissenschaftlichen Literatur.

Andreas Zick, Beate Küpper, Andreas Hövermann: Die Abwertung der Anderen. Eine europäische Zustandsbeschreibung zu Intoleranz, Vorurteilen und Diskriminierung, Friedrich-Ebert-Stiftung Forum Berlin 2011.
http://library.fes.de/pdf-files/do/07905-20110311.pdf
Die Studie untersucht die Verbreitung von homophoben Einstellungen in verschiedenen europäischen Ländern sowie Vorurteile gegenüber anderen diskriminierten Bevölkerungsgruppen.

Hans P. Buba, Laszlo A. Vaskovics: Benachteiligung gleichgeschlechtlich orientierter Personen und Paare, Studie im Auftrag des Bundesministeriums der Justiz. Bundesanzeiger Verlag Köln 2001. *http://cp27.xsadmin.de/download/sofos3-pdf.pdf.*

Die Studie befasst sich mit Erfahrungen von Lesben und Schwulen in verschiedenen Lebensbereichen wie dem Arbeitsleben, Wohnumfeld, Familie und im öffentlichen Raum. Das Buch ist vergriffen, eine Zusammenfassung der Studie aber im Internet verfügbar.

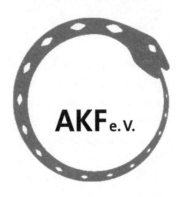

Arbeitskreis Frauengesundheit
in Medizin, Psychotherapie und Gesellschaft e. V.

Im AKF e. V. setzen sich Fachfrauen aller Gesundheitsberufe und politisch Engagierte für eine (frauen-)gerechte Gesundheitsversorgung ein, die menschlich zugewandtes und professionelles Arbeiten ermöglicht.

Alle Gesundheitsinformationen des AKF e. V. werden unabhängig von wirtschaftlichen Interessen erarbeitet.

Als größter unabhängiger Zusammenschluss von Frauengesundheitsorganisationen in Deutschland nimmt der AKF e. V. Einfluss auf Politik und Wissenschaft.

Kontakt:

Geschäftsstelle, Sigmaringer Str. 1, 10713 Berlin
(Geschäftszeiten Di. bis Do.: 10.00 – 15.00 Uhr)

Tel.: 030 – 863 93 316
Fax: 030 – 863 93 473